吴阶平医学基金会培训项目

Manual of Endourology
Percutaneous Renal Techniques & Surgery

泌尿外科内镜与微创技术图解

经皮肾镜篇

主编 张弋

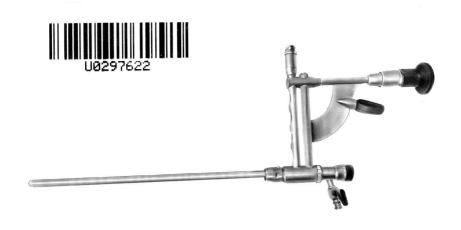

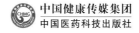

中国健康传媒集团

中国医药科技出版社

内 容 提 要

本书是吴阶平医学基金会培训项目《泌尿外科内镜及微创技术图解》丛书之一。经皮肾技术和经皮肾镜手术是泌尿外科高阶技能，精准穿刺、合理扩张、建立通道、有序操作、避免损伤是技术的精髓。本书以专业绘画为主线、以看图学技方式传授经皮肾技术和经皮肾镜手术技能。本书的编写仍以北京泌尿结石沙龙为主体，潜心总结临床经验，提炼培训结晶，提纲挈领地进行专业描述。

本书适合广大泌尿内镜执业医师、泌尿外科医师参考使用。

图书在版编目（CIP）数据

泌尿外科内镜与微创技术图解 . 经皮肾镜篇 / 张弋主编 . — 北京：中国医药科技出版社，2023.1

ISBN 978-7-5214-3502-3

Ⅰ . ①泌… Ⅱ . ①张… Ⅲ . ①内窥镜—应用—肾疾病—图解 Ⅳ . ① R69-64

中国版本图书馆 CIP 数据核字（2022）第 209691 号

美术编辑 陈君杞
版式设计 也 在

出版 **中国健康传媒集团** | 中国医药科技出版社
地址 北京市海淀区文慧园北路甲 22 号
邮编 100082
电话 发行：010-62227427 邮购：010-62236938
网址 www.cmstp.com
规格 710×1000mm $^1/_{16}$
印张 9 $^1/_4$
字数 128 千字
版次 2023 年 1 月第 1 版
印次 2023 年 1 月第 1 次印刷
印刷 三河市万龙印装有限公司
经销 全国各地新华书店
书号 ISBN 978-7-5214-3502-3
定价 **89.00** 元

获取新书信息、投稿、为图书纠错，请扫码联系我们。

本书编委会

主　　编　张　弋

编　　者（以姓氏笔画为序）

　　　　　　许清泉（北京大学人民医院泌尿外科）

　　　　　　张　弋（北京大学国际医院泌尿外科）

　　　　　　张军晖（首都医科大学附属朝阳医院泌尿外科）

　　　　　　陈永骞（首都医科大学附属友谊医院泌尿外科）

　　　　　　赵文锋（北京大学首钢医院泌尿外科）

创意绘画　赵嘉维

封面绘画　赵　彤

序

郭应禄院士与张弋教授合影

自 1835 年内镜之父 Antoine Jean Desormeaux 使用煤油灯作为光源，通过镜子折射观察膀胱的情况，拉开了内镜发展的帷幕。作为外科学一个主要分支，更是得益于各种窥镜、器械和技术，泌尿外科医生得以"洞见"整个泌尿系统，日臻精进地开展检查、诊断和治疗。北京大学国际医院泌尿外科张弋教授出版的《泌尿外科内镜及微创技术图解》系列丛书，旨在让每个泌尿外科医生掌握重要的内镜和微创技能。《膀胱镜篇》和《输尿管镜篇》的相继面世，让我看到中国新一代泌尿外科专家的执念和工匠精神，为此我欣然分别题写"艺术与医学结合，易于传播推广，利于健康"和"做好创一流建设大事，造福人民健康"以资鼓励。本次他再接再厉，完成了《泌尿外科内镜及微创技术图解——经皮肾镜篇》。

尽管首次经皮肾造瘘尝试早在 19 世纪，但直到 20 世纪 50 年代中期经皮肾技术和手术才正式开启。最初被冠以经皮肾镜取石的这项技术不断成熟，逐渐成为上尿路疑难病变诊疗的重要基石和微创技能之一，宛若"纤纤作细步"的美女以"精妙世无双"的姿态彻底改变了诊疗风貌。在传统硬性肾镜基础上还演化出各种纷繁有序、巧夺天工的技术组合，不仅涵盖了上尿路复杂性结石，还囊括了急慢性上尿路梗阻、感染、囊性疾病、肿瘤等病变，并可以辅助其他手术。

主编张弋教授是富于泌尿技能培训经验的临床一线专家，他以推广泌尿微创技术为目的，培养临床应用型医生为宗旨，规范技术操作为主线。本书还涵盖经皮肾技术的器械设备、镜下操作、并发症和拓展应用等全面内容。

《泌尿外科内镜及微创技术图解》系列图书以文为"索"，以图为"引"，用国际流行的专业形式医学绘画来表现经验丰富临床医生的操作细节、手法和相互配合，图文并茂、层次清晰，颇具实际操作指导意义，在泌尿外科著述编写中的创新之举得到公认。本书及已出版的《膀胱镜篇》和《输尿管镜篇》形成了生动鲜活、直观透彻的培训指导教材体系，使众多临床医生获益匪浅。

中国古典名著《红楼梦·第五回》贾宝玉神游太虚境所见高悬对联："世事洞明皆学问，人情练达即文章"，我将其演绎为"世事洞见皆学问，图文练达即精华"，以此表达我作为专注于泌尿外科教学、科研及医疗六十余年的泌尿外科医生邂逅独具匠心的系列佳作的惊艳之感，为之做序倍感欣慰。更期待以此系列书籍为载体，将泌尿外科内镜技能培训渗透到基层医生，在医改大势下，助力更多医生踏上泌尿外科微创技术的发展之路。

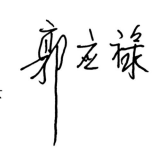

中国工程院院士
2022 年 7 月于北京

前　言

外科微创技术在本世纪迅速崛起并风靡全球，作为亲历者，我清晰地记得 2002 年北大医院学术会上的手术直播，广州的李逊教授以一只细针经皮穿刺肾脏，随后用输尿管镜击碎结石，弹道的每次敲击都似震在心坎的重锤。

经过苦觅良师和自我锤炼，终于掌握这一令人艳羡的技能，同时见证了泌尿微创技术的崛起。回首望，进入临床不觉三十余载，耳闻目染、身体力行，成为外科领域创新和进阶的受益者。为推进普及，我利用先发优势积极投身于泌尿外科微创技术规范与技能培训，自 2004 年起相继与中华医学会泌尿外科学分会、北京大学吴阶平泌尿外科医学中心、首都医科大学宣武医院等专业机构紧密协作，构建出泌尿外科内镜全方位培训体系，并搭建了国家卫健委认可的模拟训练培训模式，逐渐从娴熟的医生转变为技能培训的专家。

为顺应医改发展，推动分级诊疗，实现"大病不出县"、强化基层医疗体系建设，对人才培养和技能培训提出了新要求。在技能学习初期过程中，理论学习和适用教材不可或缺。意识到传统教材单纯文字叙述、构成初学者理解障碍的缺点，我们摒除繁文缛节，融合国际流行的医学绘画，相继出版《泌尿外科内镜及微创技术图解》系列之《膀胱镜篇》和《输尿管镜篇》，令教育培训资料旧貌换新颜。

本丛书因其重点突出、层次清晰、专业呈现的特点，医学绘画得到国际科研书刊的青睐，专业而唯美的插图成为提升科学价值的必要内容。我国医学正处在高速发展、与国际接轨的时期，除了先进的设备、高效的诊疗，还应包括更多、更"软性"的人文内涵，医学绘画正是医学人文、医学文化、医学教育得以落地的最佳载体之一。

本丛书编写的独特细节如下。

➤ 极简纯净的描摹，规避干扰，突出专业内涵；

➤ 精雕细琢的动作，脱颖而出，呈现丰富立体感；

➤ 连贯一气的步骤，一目了然，配以解读，深入浅出。

经皮肾技术和经皮肾镜手术是泌尿外科高阶技能，精准穿刺、合理扩张、建立通道、有序操作、避免损伤是技术的精髓，如何提纲挈领地专业描述和直观透彻地完美展示成为编者和绘画者面前的一个新挑战。《经皮肾镜篇》的编写仍以北京泌尿结石沙龙为主体，潜心总结临床经验、提炼培训结晶，与国内外专业画师再次携手，倾情奉献百余幅原创作品，成功攀上又一座高峰，为读者带来专业与艺术的享受。

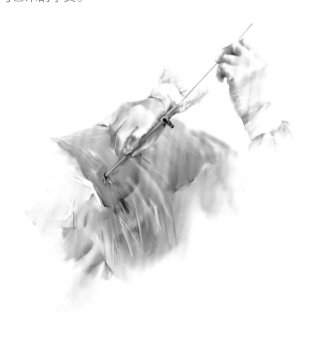

本书的成功编写离不开各位前辈、老师、同道和同事的支持，他们是北京大学泌尿外科研究所郭应禄、张晓春、王刚等；北京大学吴阶平泌尿外科医学中心那彦群、李宁忱等；首都医科大学宣武医院贾建国、李大蓉、孙玉成、王健、李进等；北京大学国际医院林燕丽、于澄钒、王强等。在此一并表示衷心地感谢。

由于科技不断进步，技术发展也在发生演化和迭代。本书内容需要您的斧正或建议，扫码联系、沟通互动。

关注编者，随时互动

张弋

2022 年 10 月

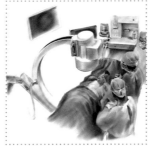
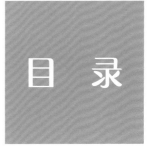

目 录

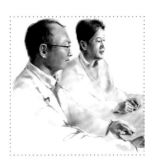

1

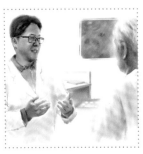

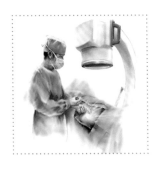

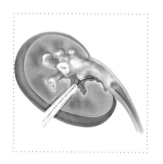

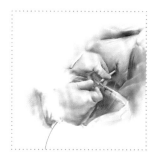

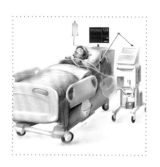

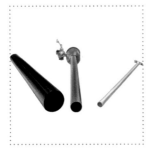

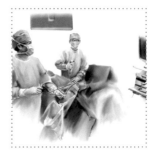

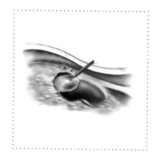

经皮肾技术和手术的总结 / 129

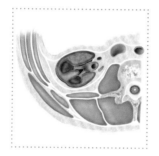

虽然经皮肾造瘘的首次记录见于 1865 年，直到 Goodwin（1955 年）、Fernstrom 和 Johnasson（1976 年）分别证明经皮肾造瘘和经皮肾（经造瘘）取石技术的可行性，经皮肾技术和手术的进程才正式开启。得益于相关科技的推动和开拓者不懈的努力，具有临床实用性的操作规程在 20 世纪 80 年代初终于得以成功建立。最初被冠以经皮肾镜取石术（percutaneous nephrolithotomy，PCNL）的技术体系，在影像、内镜、能量和器械等不断进化和改良的基础上逐渐成熟和壮大，目前已发展成为急慢性上尿路梗阻、复杂上尿路结石以及其他上尿路疑难病变诊疗的重要基石，也是现今泌尿外科专科医生需掌握的重要微创技能之一。

《经皮肾镜篇》是《泌尿外科内镜与微创技术图解》系列之三，涵盖经皮肾技术和手术所涉及的器械设备、术前准备、操作步骤、术后处理、并发症应对、进化演变及特殊应用等方面。经过临床专家认真总结和精心提炼的临床技能和操作经验，借助专业画家巧夺天工的画笔以医学绘画的直观形式给予诠释，适用于泌尿专科医生、研修生和致力于泌尿外科微创方向的外科医生的学习交流，也为对微创外科技术感兴趣的读者提供借鉴。

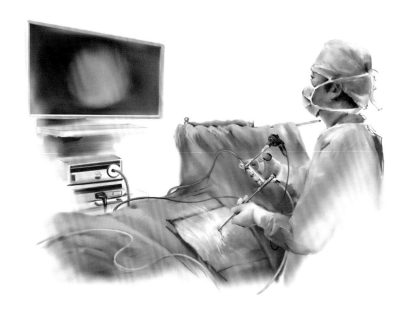

第一章
经皮肾技术的器材和设备

经皮肾技术和手术（percutaneous renal techniques & percutaneous renal surgery）是泌尿外科的专项内镜技能，操作步骤包括经皮穿刺肾内集合系统、扩张并建立皮肾通道、顺行上尿路内镜操作和/或放置引流等。由于入路并非经过自然腔道，故与其他泌尿内镜技术存在较大不同，器材、设备和经验等的匹配度要求高。另外，在应对不同临床挑战中，经皮肾方式已演化出丰富样式，在器材和设备上有着相应表现。

第一节　经皮肾镜手术的内镜种类

广义上，经皮肾技术是指任何经皮肾穿刺和顺行的上尿路操作，而经皮肾镜手术则是利用内镜经过皮肾通道进入上尿路的各种干预，因此，涉及内镜的操作本义上应特指经皮肾镜手术。对于不同的适应证和操作方法，除用于经典经皮肾镜取石术（PCNL）的硬性肾镜外，还囊括其他多种内镜，如半硬性输尿管镜、纤维肾镜（或称软性肾镜）、软性输尿管镜、经尿道电切镜以及各种特殊设计的肾镜，本章节逐一介绍。

一、硬性肾镜

硬性肾镜（rigid nephroscope）外观为金属制，因与标准通道（≥22Fr）相适应，习惯称之为标准肾镜。与硬性膀胱镜的光学视管类似，硬性肾镜基于柱状透镜光学成像，由不同部件组装而成，包括肾镜（光学试管+工作通道）、镜桥、镜鞘和闭孔器等（图1-1）。

1. 肾镜（nephroscope）

镜体上半部的光学部分与下半部的工作通道合为一体，呈刚性管状。工作长度 22~25cm，17~22Fr/5°~30°；通道 >10Fr，因需容纳粗大的硬质器械，故镜体通道部保持笔直；光学传导的布局为此调整，目镜端呈直角或斜角偏开镜体轴线。

2. 镜桥（bridge）

位于肾镜镜体的后端，可拆卸型或一体化设计。镜桥附带灌注通道和操作通道开口，配有开关、密封膜及密封帽。

3. 镜鞘及闭孔器（sheath & obturator）

金属制外鞘 24~30Fr，长度有两种：长镜鞘与肾镜的工作长度等长，22~25cm，后端具有与闭孔器或肾镜的锁定装置、附带进水或排水阀；闭孔器与长镜鞘适配，头端呈圆锥状、中空容纳导丝。短镜鞘长 15cm，无锁定装置，一般作为经皮肾镜手术的操作鞘。

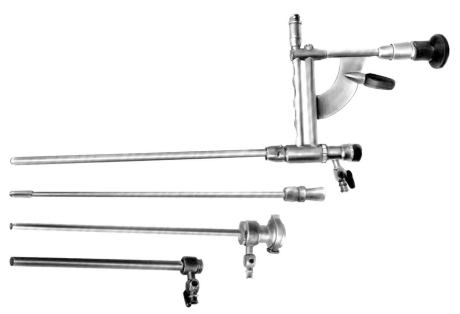

图 1-1　硬性肾镜（直角型）

二、其他肾镜

因经验积累和技术改良，无论是 PCNL 还是其他扩展应用，临床使用的经皮肾的内镜种类囊括了多种通用或特制的内镜。

1. 半硬性输尿管镜（semi-rigid ureteroscope，URS）

几乎各种半硬镜均可独立应用或配合硬性肾镜使用，借助半硬镜的微通道 PCNL（mPCNL）已成为主要术式之一，其应用在第四章介绍。8~9.8Fr 半硬镜（成人镜）最常用，长、短两个镜种均可（图1-2）。

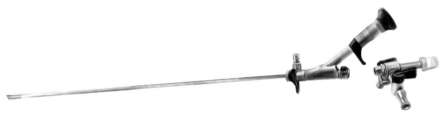

图 1-2　半硬性输尿管镜

2. 纤维肾镜（flexible nephroscope）

也称软性肾镜，即纤维或电子软性膀胱镜（参阅《膀胱镜篇》），在经皮肾镜手术中的应用是通过皮肾通道进行顺行操作，主要用于 PCNL 术中清理邻近肾盏内的结石或残石，有利于减少通道数量（图1-3）。

图 1-3　纤维肾镜

3. 软性输尿管镜（flexible ureteroscope，fURS）

即常规纤维或电子软性输尿管镜（参阅《输尿管镜篇》）。逆行软镜可直视下辅助建立皮肾通道，也可通过通道顺行处理肾内和输尿管内的病变，如结石或狭窄（图1-4）。

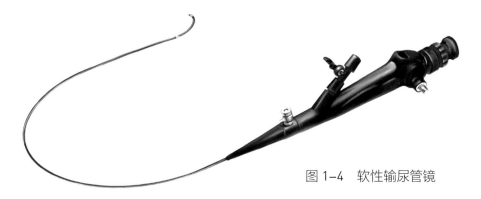

图 1-4 软性输尿管镜

4. 电切镜（resectoscope）

即常规经尿道电切镜，用于经皮肾镜手术中的处理大体积肾盂或肾盏内的尿路上皮肿瘤。电切镜由光学视管（12°/30°）、外鞘（24~26Fr，附带连续灌注）、内鞘（23.5Fr，头端带绝缘陶瓷环）、工作把手、闭孔器、环形电极等组成（图1-5）。

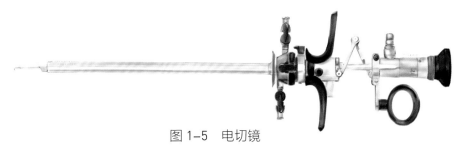

图 1-5 电切镜

5. 其他特制的肾镜（specially designed）

由专科医生和内窥镜厂家对肾镜进行改良或开发，设计出多种专用的经皮内镜用于临床，包括李逊镜、各种超微肾镜以及针式肾镜等，在第六章介绍。

第二节 经皮肾技术和手术的所需器材

经皮肾技术和手术的实施需要建立通道和 / 或镜下操作、放置引流等，为达目的要借助一系列器材，包括制造人工肾积水和 / 或造影、穿刺、扩张、维持通道、取物和引流等，还包括辅助性的常规外科器具，如刀、剪、针、线等。

一、输尿管导管

经皮肾镜手术操作前需逆行放置输尿管导管（ureteral catheter），以制造人工肾积水和 / 或注射造影剂，充盈和 / 或显示肾内集合系统，辅助穿刺定位和建立通道。同时，导管还具有协助了解尿液性状、计量和引流的作用。

1. 常用型导管

50cm/3~7Fr，顶端开口或不开口型，可带有亲水涂层。前者沿已放置的导丝推送到位；后者需通过膀胱镜或输尿管镜直接逆行放置。可拆卸接头有利于逆行注液（图 1-6）。

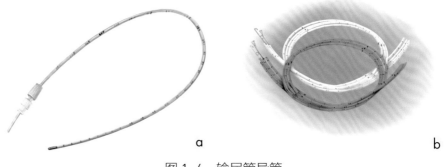

a b

图 1-6 输尿管导管
a. 顶端开口型（亲水涂层）; b. 顶端不开口型（无涂层）

注意：输尿管导管柔韧性由材质决定，勿放置过深而导致集合系统的损伤。

6

2. 封堵型导管（occlusion catheter）

一种特殊的球囊导管，70~75cm/6~7Fr，球囊位于头端下方，容积仅1ml。球囊充盈膨胀后拖拽至肾盂输尿管连接部，封堵输尿管、更好制造人工肾积水，还能防止术中碎石滑入（图1-7）。

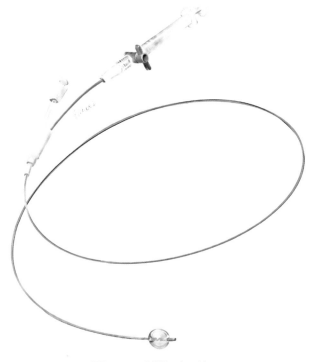

图 1-7　封堵型导管

注意：对合并肾内感染者此导管慎用，封闭后制造人工肾积水加大感染风险。

二、穿刺针

经皮穿刺针（puncture needle）也称 Chiba 针，由针鞘和针芯（或针栓）组成，20cm/18G，肥胖者有加长版；针鞘可通过 0.889mm/0.965mm

（0.035"/0.038"）导丝，在影像指导下穿刺肾脏预设位置。穿刺时两部分组合，针尾有对合卡槽，针尖斜面对齐封闭，避免组织进入阻塞针鞘；针鞘可带刻度，标记穿刺深度；B超引导用穿刺针的针鞘头端可打麻处理以增强回波（图1-8）。

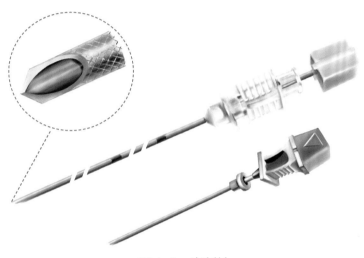

图1-8　穿刺针

三、导丝

此处指通过穿刺针、顺行放置的导丝（guidewires/wires），是维系体表到肾内集合系统联通的"生命线"，具有承载扩张和/或维持通道连续性的作用。

1. 经皮肾所用导丝与输尿管镜的导丝外观类似，但硬度（stiffness）更高。75~150cm/0.0635~0.0965mm（75~150cm/0.025"~0.038"）；头端J型或直型、柔软避免损伤、体部硬度高、承托扩张（图1-9）。导丝为全金属或混合材质，X线下均显影，表面带或不带涂层（with/without coating）。

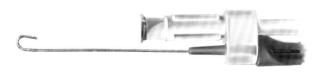

图 1-9 J 型全金属导丝

注意：穿刺成功后，诸如放置斑马导丝或超滑导丝（zebra/hydrophillic）等带涂层的导丝，抽动调整可能使其被针尖削皮、甚至切断。

2. 双导丝，即工作导丝和安全导丝（working & safety wires）：前者是扩张的依托，建立通道后操作时撤除；后者扩张时位于扩张器外，操作时始终保留在操作鞘外、维持通道连续性。放置可借助肾镜、操作鞘或专用器材：通过肾镜或操作鞘放置双导丝后，需先撤出肾镜或管鞘，沿工作导丝再次放鞘；同时放置双导丝的专用器材有 8~10 Fr 同轴扩张器和双腔导管（图 1-10）。

1）8/10Fr 同轴扩张器（8/10Fr coaxial dilator）：由 8Fr 两头尖的扩张器和 10Fr 套管组成。穿刺成功放置第一根导丝，沿此导丝以 8Fr 扩张器扩张，再套上 10Fr 套管，撤出扩张器并在套管内放置第二根导丝。

2）双腔导管（duallumen catheter）：与输尿管镜双导丝放置方法类似，沿导丝预扩张后放置导管，再从另一个工作通道放置第二根导丝。此器材在输尿管镜操作中更常用。

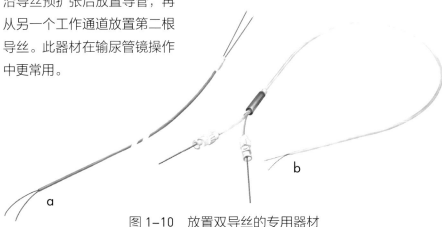

图 1-10 放置双导丝的专用器材
a. 8~10Fr 扩张器；b. 双腔导管

注意：超滑导丝容易脱落，避免作为安全导丝使用。

四、扩张工具

扩张工具（dilators）是沿导丝扩张并形成可操作性皮肾通道的关键器材，分为逐级多步式或一步式，包括如下几类。

1. 筋膜扩张器（fascial dilators）

一组渐粗的管状扩张器，20cm/8~30Fr（间隔 2Fr 递进），中空、可覆亲水涂层，沿导丝逐个逐级扩张（图 1-11）。

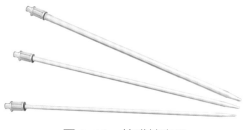

图 1-11　筋膜扩张器

2. Amplaz 扩张器（Amplaz dilators）

也是一组渐粗的覆着亲水涂层扩张器，10~30Fr（图 1-13）。与筋膜扩张器不同的是导丝置入后先套入一根 80cm/8Fr 两头尖的同轴扩张器，然后以此同轴扩张器和导丝为支撑逐级扩张。

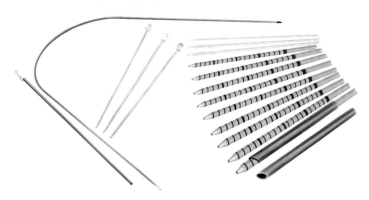

图 1-12　Amplaz 扩张套件

3. 套叠式金属扩张器（Alken dilators/set）

以发明人 Peter Alken 命名，也称金属扩张套件（图 1-13）。由一支中空、末端球形凸起的金属扩张杆（8Fr）和一组渐粗的金属扩张套管组成（12~28Fr），每只套管前端略缩窄，扩张杆末端凸起能够阻挡后续套管深入。扩张杆沿导丝置入后，逐个套叠施加套管达到所需口径，最后放置操作鞘，提拉扩张杆可将全部套管整体提出。

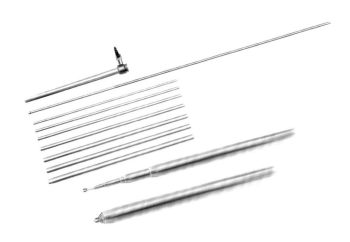

图 1-13　Alken 扩张套件

注意：套叠扩张管时，辅助手需维持扩张杆位置不变，否则会造成穿孔或出血。

4. 球囊扩张导管（balloon dilation catheter）

通过导管前端的球囊扩张通道。导管 55~75cm/6~7Fr，球囊长度 12~15cm；球囊前端下方 0.5~1cm 处有 X 线显影标记点（marker），扩张口径 18/24/30Fr（图 1-14）。8Fr 预扩张后，沿导丝放置导管至适合深度，以加压泵（带锁扣机制和压力显示的注射器）使球囊完全膨胀挺直，属一步式通道扩张。

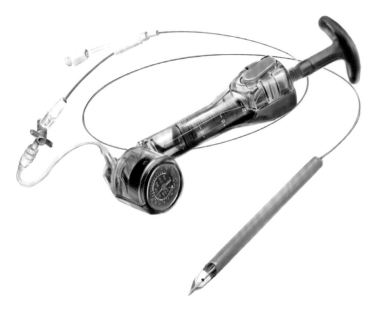

图 1-14　球囊扩张导管：加压泵，球囊导管，Amplaz 鞘

注意：置入球囊导管前需将操作鞘预先装配在导管的球囊上方。某些导管配有短段塑料塑型器，扩张后可缩窄球囊段以便再次扩张。

五、操作鞘

操作鞘（operating/working sheath）是经皮肾操作时维持通道的"桥梁"，也称工作鞘，需借助扩张工具最后推送进入肾内集合系统（图 1-15）。

20cm/14~30Fr，针对特殊肥胖者，鞘加长至 25~30cm。塑料或金属制，前者一次性使用，后者经高温消毒可反复使用。塑料管鞘有可撕升式的剥皮鞘（peel-away sheath）或不可撕开式的 Amplaz 鞘（Amplaz sheath）。

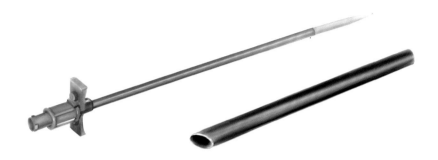

图 1-15　一次性操作鞘：剥皮鞘和 Amplaz 鞘

六、取物器械

取物器械（retrieval tools）包括取石钳、活检钳、套石器、取石篮（forceps，graspers & baskets）等，可抓取的病变有结石、异物和腔内肿瘤等，因操作方式和镜种不同，器械的长度、粗细、硬度、设计等各异（图1-16）。

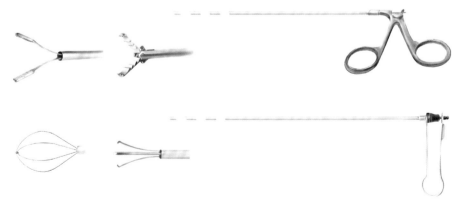

图 1-16　各种取物器械（取石钳、活检钳、套石器）

七、肾造瘘管

肾造瘘管（nephrostomy tube）是放置在皮肾通道的引流管（图1-17）。经皮穿刺肾造瘘一般为单纯引流，造瘘管细、前端多孔，便于放置和引流。经皮肾镜手术的造瘘管口径习惯上与通道大小相适应，8~30Fr，长度通常 >30cm，材质有乳胶、硅胶或复合材料。多数肾造瘘管头端有自保留机制（self-retaining），如水囊或单猪尾型（council/pigtail）等，尾端置于体外连接引流袋。

注意：为了避免脱落，即使具备自保留机制，造瘘管也应与皮肤缝合固定。

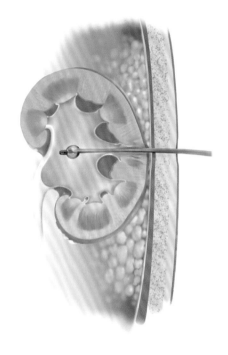

图 1-17　council 肾造瘘管

八、输尿管支架

经皮肾镜手术后经常放置输尿管支架（ureteral stent）引流（图1-18）。成人支架 22~30cm/4.7~7Fr，双猪尾型最常用，也称 DJ 管（Double J stent）；特殊支架 12~14Fr 或异形设计。支架可全程有侧孔或仅两端有，材料有聚亚氨酯、聚烯烃、硅胶（urethane /percuflex /silicone）或混合材料（两种或以上）。为减轻佩戴的尿路刺激或稳定不脱出，支架末端还有多种形状和设计，如细线状或温控型（loop/thermal sensitive）。

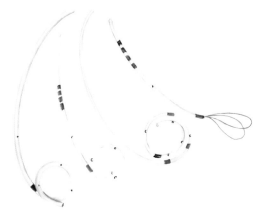

图 1-18　各种输尿管支架

九、肾造瘘套件

肾造瘘套件（nephrostomy set）是多种一次性常用器材的集合套装，一般包括穿刺针、导丝、扩张器、造瘘管和 / 或剥皮鞘、刀片等（图 1-19）。

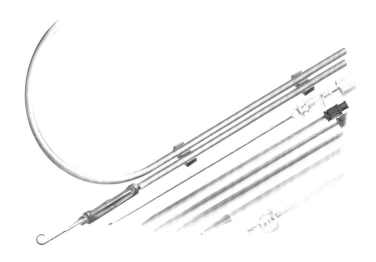

图 1-19　一次性肾造瘘套件

15

第三节 经皮肾技术和手术的辅助设备

为建立皮肾通道和上尿路操作，除常规成像设备外，经皮肾技术及手术还需要辅助定位（指导）、处理病变（能量）和维持视野（灌注）等设备。

一、指导设备

肾脏位置深在，准确穿刺、放置导丝、适度扩张和确认效果等各步骤都离不开影像学指导（guidance），经皮肾操作主要借助 X 线和超声。

1. X 线指导设备（fluoroscopy）

术中造影结合 X 线透视，为操作提供直观辅助。C 型臂灵活可移动；专业泌尿检查台属于大型固定式 X 线设备，需安放于特定手术室或腔镜检查室内（图 1-20）。在使用 X 线设备时，需关注辐射防护，包括病人、操作者和环境。

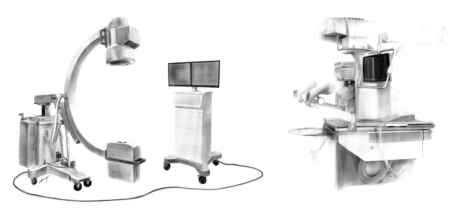

图 1-20　X 线设备：C 型臂和检查台

2. 超声波检查仪（ultrasonography）

因方便和直观，B 超已成为 PCNL 主要指导方式，台式或便携式超声检查仪均有应用（图 1-21）。超声探头（probe）选择腹部凸阵，频率 2.5~5.0MHz（儿童的频率可更高），探头也有不同大小。为达最佳分辨率，使用者需了解频率、深度、视窗、辅助线等参数，能做出适当调整。虽然熟练者多采用自由徒手穿刺，初学者在探头上可选配加装穿刺引导架（puncture guide），保持穿刺针位于扫查的同一平面。一些机型还配备特殊设计的探头和软件，如允许穿刺针经过探头中央缝隙或电磁导航等。

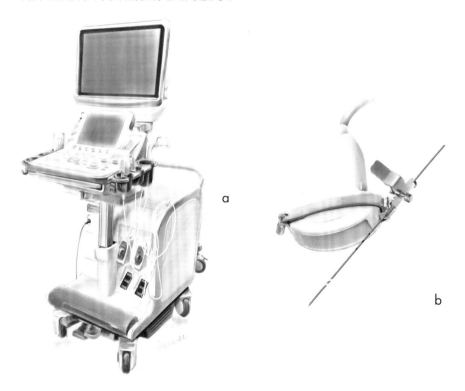

图 1-21　超声检查仪
a.B 超主机；b. 凸阵探头 + 穿刺引导架

注意：有报道彩色多普勒超声有助于显示血流，降低出血并发症，但加载此功能的机型昂贵。把握精准的背外侧肾盏穹隆部穿刺路径，即可降低出血几率。

3. 计算机断层扫描和核磁共振（computed tomography & magnetic resonance imaging，CT & MRI）

仅在特殊情况下使用，病变往往 X 线和 B 超均难于显示，如多囊肾中某一个囊肿感染、需穿刺引流。然而，这些大型设备难于放置在手术室或腔镜检查室内，且需专门技术人员配合。

二、能量设备

经皮肾镜手术处理的病变主要为复杂性的上尿路结石，因此能量设备（energy）多为碎石导向，如液电（已基本弃用）、气压弹道、超声和激光。近年来软组织切割或汽化在经皮肾镜手术中的应用不断增多，激光兼备此方面的功能。传统的冷刀和高频电刀（高频发生器）也有少量应用，主要在腔道狭窄、肿瘤切除或通道止血等。

1. 气压弹道碎石机（pneumatics）

电能驱动的气泵使相连的金属探针不断撞击结石，不产热。主机与输尿管镜所用设备相同，适配不同肾镜可选择不同规格的探针（图 1-22）。

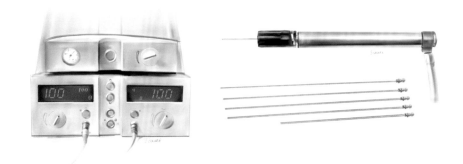

图 1-22　气压弹道碎石器：主机、手柄和探针

2. 激光器（laser）

通过光放大效应在发生器内产生激光，由外裹包被的石英光纤导出，规格200/273/365/550/1000um。临床用激光种类较多，包括钬激光（Holmium）、铥激光（Thulium）、双频激光（FREDDY）、新型光纤铥激光（thulium fiber laser，TFL）等，其中钬激光最常用，兼备碎石和狭窄切开或肿瘤消融功能（图1-23）；铥激光仅可切割或汽化软组织；双频激光仅碎石，但难于击碎部分坚硬的结石。新型光纤（铥）激光碎石效果明确、应用前景好，有望很快进入临床。

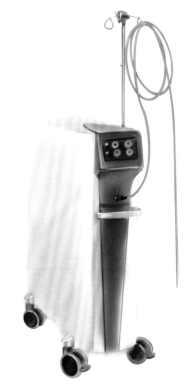

图 1-23　钬激光：主机及光纤

3. 超声碎石器（ultrasonics）

电能激发压电晶体使相连金属探杆产生超声级别的高频振荡（23~25kHz）达到碎石（图1-24）。探杆中空可接负压、边碎边吸，清石效率高。因探杆较粗，仅适配硬性肾镜。

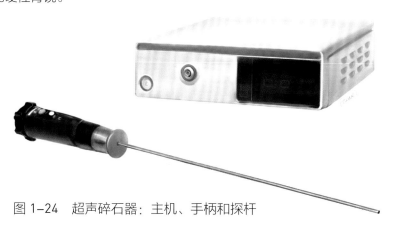

图 1-24　超声碎石器：主机、手柄和探杆

4.高频发生器（electrosurgical unit，ESU）

也称电刀，是组织切割和电凝止血的电外科设备，分单极和双极两类（monopolar & bipolar）。单极须附加负极板和非离子型灌注液；双极俗称等离子（plasma），生理盐水可作为灌注液。ESU 在经皮肾镜手术中应用不多，如双极柱状电极肾镜下通道止血（图 1-25）、肾盂输尿管连接部狭窄（ureteropelvic junction obstruction，UPJO）的内切开（推荐级别低），或经皮肾镜下肾盂癌的电切等。

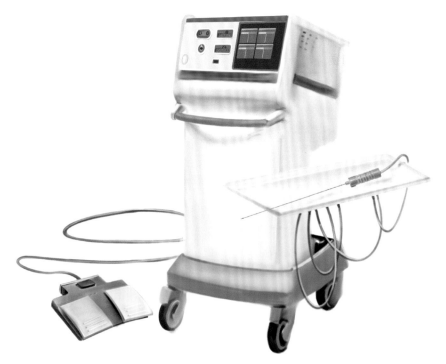

图 1-25　高频发生器：脚踏开关、主机和柱状电极

注意：切除或电灼肿瘤时，组织容易形成焦痂与电极粘连。

5. 冷刀（urethrotome/cold knife）

原用于经尿道狭窄内切开（图 1-26），不产热、以反复机械方式切开狭窄。上尿路狭窄等也可以使用，如 UPJO 内切开成形术。因激光的广泛应用，冷刀已很少使用。

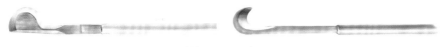

图 1-26 冷刀

三、灌注设备

与其他尿路内镜手术类似，经皮肾镜手术均需灌注（irrigation）以保证清晰视野，也能辅助清石。如处理病变大且复杂，需额外加压灌注。

1. 灌注泵（mechanical pump）

也称蠕动泵，以电动滚轮挤压连接液体的管路，进而产生脉冲式加压水流（图 1-27）。灌注管路配有可拆卸的薄膜垫片，压力传递给感应器参与调节灌注压和流量。

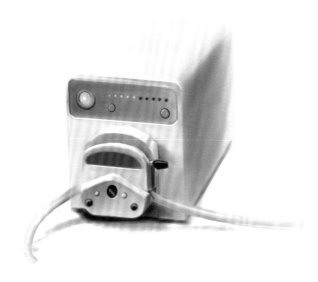

图 1-27 灌注泵

2. 自制灌注装置（home-made device）

在不发达地区扶贫期间（斯里兰卡），编者见到当地自制的灌注装置，虽简陋但有效。原理类似水塔，将漏斗型容器置于高架上（平时可卸下消毒），手术时向容器倒入液体，依靠高度差加压灌注（图 1-28）。

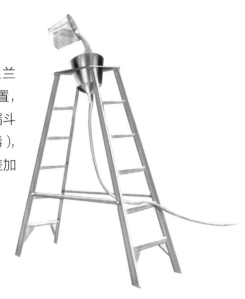

图 1-28　自制灌注装置

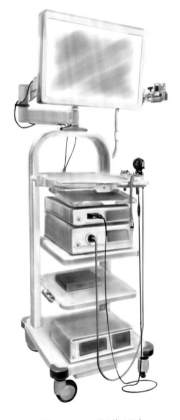

图 1-29　影像设备

四、影像设备

如同所有内镜或腔镜，经皮肾镜借助成像、照明等设备呈现手术进程，光学传导设备经济实用，数字化设备还可加载额外功能。

1. 常规成像设备（minitoring）

包括影像主机、摄像头、光源、导光束和显视器等（processor, camera, light source, cable & display），与其他内镜或腔镜可通用（图 1-29）。

2. 光纤成像设备（fiberoptics）

也称光纤内窥镜或光纤内镜，纤细的光纤可同时达成摄像和照明功能。光纤插入段 2.1~2.4Fr，可通过 16~18G 穿刺针的针鞘。目镜端与常规光学视管后端类似，适配光源及摄像系统（图 1-30）。光纤内镜后原本涉及配合一次性可装配的软性输尿管镜，在经皮肾范畴内用于针式肾镜，即通过针鞘插入进行肾内窥视和操作。因视野小、易折，须尽量保持在针鞘内。

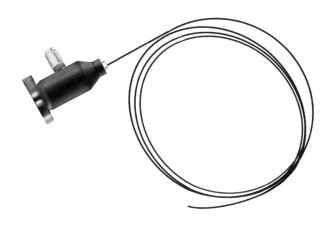

图 1-30　光纤内镜

第二章
经皮肾技术和手术的准备

经皮肾技术和手术需建立体表与肾内集合系统的人为通道进行上尿路病变的处理，因此充分了解肾脏局部解剖、内部立体构象及周围毗邻脏器关系（topographic anatomy，inner 3D configuration & adjacency）是此技术的基本要求。同时，对接受治疗的患者需充分评估和准备，并在必要的安全保障条件下实施。

第一节　经皮肾技术和手术的应用解剖

因经皮肾技术和手术局部涉及肾脏、输尿管和周围脏器，操作者应掌握肾脏构造和血供、集合系统和输尿管结构走形以及周围脏器毗邻关系等细节。

一、肾脏的局部解剖

肾脏（kidney）起着过滤血液、排泄尿液、维持血压和稳定内环境的作用。正常成人的肾脏左右各一，平均长 11cm、宽 6cm，厚 3cm，每个重量约 120~150g。

1. 肾脏的位置（position）

双肾分别位于腹膜后的脊柱旁沟内，与腰大肌脊柱前凸方向一致，自上内向外下略倾斜，与脊柱和身体冠状平面分别呈 30° 角。通常情况下，肾脏上极平第 12 胸椎的上缘，下极在第 2、3 腰椎之间，上半部位于肋弓内侧（图 2-1）。

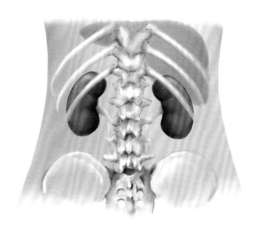

图 2-1 肾脏的位置（后面观）

2. 体表至肾脏的结构层次（from skin to kidney）

肾脏在体表的投影在腰部后外侧，由浅向深为皮肤、皮下组织、肌肉和腰背筋膜，下方为脂肪组织，称为肾旁脂肪，与前方腹膜外脂肪相延续。其深方为肾周筋膜，也称 Gerota 筋膜（Gerota's fascia），顶部及前后与周围筋膜融合，下方呈漏斗型缺口敞开。Gerota's fascia 内为疏松的肾周脂肪，肾脏即包绕其中；肾脏表面有一层薄层纤维包膜（真包膜），之间分布有毛细血管、淋巴管和神经末梢等（图 2-2）。

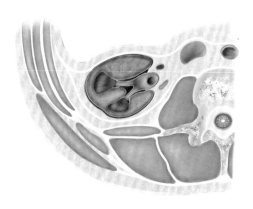

图 2-2 肾脏至体表层次

3. 肾脏的毗邻器官（adjacent organs）

肾脏位于腹膜后方，周围器官基本位于肾脏内侧和前方，两侧毗邻各有不同（图 2-3）。

1）右肾：内上为肾上腺，前上及前外为肝脏，内侧为下腔静脉，前内为十二指肠降部、前中下为结肠肝曲。

2）左肾：内上为肾上腺，内侧为腹主动脉，前上及前外为胃底、胰尾和脾脏，前中下为结肠脾曲。

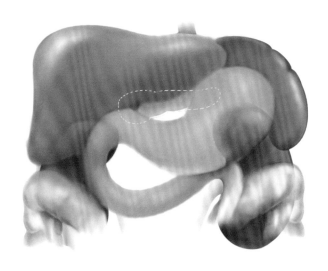

图 2-3　肾脏的毗邻器官（前面观）

注意：肾脏可异位（ectopic），如盆腔或胸腔异位肾；毗邻的器官相对于肾脏也可出现异位，如肝脏或脾脏增大包裹或推移肾脏，结肠异位至肾脏外侧、甚至后侧等。

二、肾实质、集合系统和肾窦

肾脏呈豌豆型，由实质包绕深方的集合系统组成，外侧膨起、内侧中部凹陷为肾窦。从经皮肾角度，肾实质过滤血液和产生尿液，是选择入路和避免并发症的结构；集合系统收集和排泄尿液，是经皮肾操作的主要场所；肾窦则是重要结构进出肾脏的空间，如大血管、肾盂等（图 2-4）。

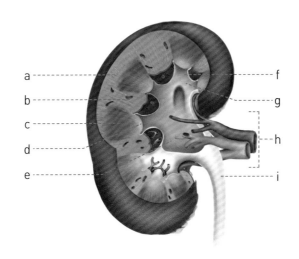

图 2-4 肾脏的解剖
a. 肾皮质；b. 肾柱（皮质）；c. 肾椎体（髓质）；d. 肾乳头；e. 肾盂；
f. 肾小盏；g. 肾大盏；h. 肾门；i. UPJ

1. 肾实质（parenchyma）

肾实质又分为外侧的皮质（cortex）和内侧的髓质（medulla）。皮质包含肾小球以及近曲和远曲小管，形成连续光滑的外层区域，其间形成突起、富含血管的肾柱（renal/Bertin column）深入髓质。肾髓质位于皮质深方，血管少，约占肾实质的 2/3，形成 15~20 个肾锥体（pyramid），尖端为肾乳头（papilla）。突入的肾柱与肾锥体间断排列。

2. 集合系统（collecting system）

即输尿管肾盂连接部（ureteropelvic junction，UPJ）以上、肉眼可见的尿路系统，包含肾小盏、肾大盏和肾盂。

1）肾小盏（minor calyx）：紧邻肾乳头的区域，乳头位于底部中央向腔内隆起，可单个（simple）或联合样（即两个或多个相邻乳头融合，称为复合乳头，compound），是尿液流出的部位。小盏底部乳头周围宽大，向外的流出道缩窄称为盏颈（infundibulum），是血管密集区域；流出道的出口再次扩大，整个肾小盏呈倒杯状。小盏数目个体差异非常大，文献报告 4~40 余个不等，平均 8~10 个。肾小盏朝向不同，大致分前后两组（anterior & posterior）或称腹侧和背侧（ventral & dorsal），互成近 90° 夹角。因后组（背侧）方向毗邻器官少，是经皮肾最常选择的通路。

2）肾大盏（major calyx）：由 3-5 或更多个相邻的肾小盏汇聚形成，临床上常提及的上、中、下盏就是指肾大盏。实际上，具有完全独立的中盏者仅三分之一；其余则是中盏与上盏或下盏合并。因软镜技术的发展，肾内结构仍延续上、中、下的称谓，但更倾向于上、中、下组肾盏。

3）肾盂（renal pelvis）：2~3 或更多个肾大盏再融合形成，其内部宽大呈漏斗状，远端通过 UPJ 与输尿管延续。

3. 肾窦（renal sinus）

肾内侧中部凹槽样的空间，由肾周脂肪向内填充并延伸至肾内侧的边界，周围由肾实质围绕，肾窦开口部位也称肾门（hilum）。肾窦内分布有肾动静脉系统的主要分支、集合系统的大盏和小盏，其余空间由脂肪、淋巴、神经纤维和不等量的纤维组织填充。

4. 输尿管（ureter）

为经皮肾镜或顺行输尿管镜操作的延伸区域，近端起自 UPJ、远端止于输尿管开口。输尿管通过管壁节律性的蠕动排送尿液，而非简单均匀的排水管，在体内因位置和解剖具有不同的内径和走行（图 2-5）。

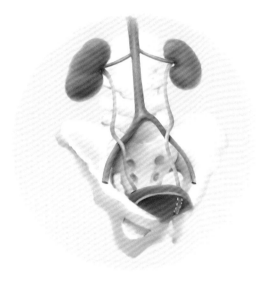

图 2-5　输尿管

三、肾脏血液供应分布

皮肾通道要经过血运丰富的肾实质进入集合系统，因此，肾脏血供分布及特点有助于理解入路选择、避免严重出血的并发症，同时也是介入治疗的基础。

1. 动脉系统（arterial system）

肾动脉（renal artery）通常直接发出于腹主动脉（abdominal aorta），在肾静脉后方、肾盂前方进入肾脏。

1）肾段动脉（也称段动脉，segmental arteries）：肾动脉主干接近肾脏时分为 4~5 支段动脉供应各自对应区域。最早分支常为后支，供应肾脏背侧中部；前支分布范围更广，分别供应肾脏尖部、下部，以及腹侧的上部和中部（图 2-6）。由于段动脉之间无侧支吻合，这种前后分支的特点形成肾脏背后侧相对无血管平面，也称为 Brodel 氏线（Brodel's line）。另，如某支段动脉阻塞，引起相应肾段缺血坏死，发生节段性肾梗死（segmental infarction）。

29

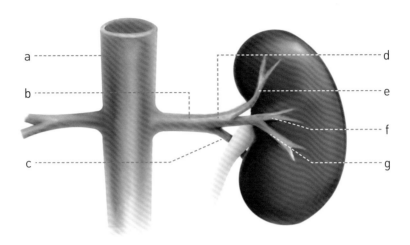

图 2-6 肾动脉及肾段动脉（前面观）
a. 腹主动脉；b. 肾动脉；c. 后支；d. 前支；e. 尖支；f. 中支；g. 下支

2）叶间动脉及其分支（interlobar arteries & branches）：肾段动脉经肾窦进入肾实质，进一步分支为叶间动脉进入肾柱而非肾锥体，与肾小盏的盏颈关系密切。到达肾锥体的底部后形成弓状动脉（arcuate arteries），在皮髓交界处发出小叶间动脉（interlobular arteries），呈放射状分布至肾皮质，最终形成肾小球的入球小动脉（afferent arteries）（图 2-7）。

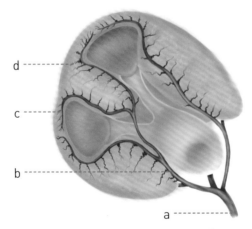

图 2-7 肾实质内动脉分布
a. 段动脉；b. 叶间动脉；c. 弓状动脉；d. 小叶间动脉

2. 静脉系统（venous system）

静脉引流与动脉供血相对应，走行基本一致。肾小球后毛细血管汇聚引流至小叶间静脉，然后是弓状静脉、叶间静脉和肾段静脉，最后 3~5 支肾段静脉汇合形成肾静脉主干（图 2-8），回流至下腔静脉（inferior vena cava）。

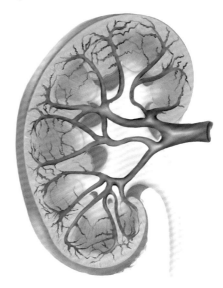

图 2-8　肾脏静脉系统

注意：虽然静脉引流与动脉分布类似，但静脉系统在盏颈周围自由交通形成广泛侧支吻合，因此，即使某支肾段静脉阻塞，也不影响局部或整体的静脉回流。

3. 肾血管的变异（deviations）

尽管多数肾脏动静脉主干为单支，多支或位置变异十分常见，可达 25%~40%。

（1）多支肾动脉（multiple renal arteries）：也称副肾动脉（accessory renal arteries，ARA），左侧更多见，发源于腹主动脉或髂动脉，进入肾门或直接进入肾实质。右肾下极的 ARA 可从下腔静脉前方通过，是 UPJO 重要原因之一。异位肾的动脉来源和数目更多（图 2-9）。

（2）多支肾静脉（multiple renal veins）：也不少见，从经皮肾技术角度看，临床意义不大。

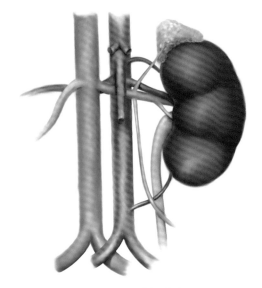

图 2-9　副肾动脉

第二节　经皮肾镜手术的适应证和禁忌证

经皮肾造瘘术和经皮肾镜取石术（PCNL）取得成功后，随着器械设备的完善和技术的成熟，经皮肾技术和手术诊疗对象已从单纯引流或处理肾结石进一步扩大，适应证不断延展。

一、适应证

经皮肾技术的适应证（indications）基本涵盖了复杂上尿路结石、输尿管狭窄、部分上尿路尿路上皮肿瘤和其他一些肾内或肾周的病变如下。

（1）复杂性、大负荷的肾结石，如大于 2cm 的肾结石、鹿角状结石等。

（2）部分嵌顿性输尿管结石，逆行输尿管镜取石处理困难的。

（3）上尿路结石合并身体或肾脏畸形，如憩室、马蹄肾、异位肾、脊柱裂等。

（4）部分 UPJO 和其他上尿路梗阻或狭窄，需顺行处理或配合。

（5）特殊病例，如移植肾合并结石或尿流改道吻合口狭窄（输尿管－肠管）、肾盂肿瘤（UTUC，需保肾但逆行输尿管镜无法完成）。

（6）急性肾后性梗阻和 / 或合并感染，需经皮引流。

（7）部分肾实质脓肿、肾周感染（脓肿形成）或血肿等，需经皮引流。

二、禁忌证

经皮肾手术与其他外科手术地位相同，绝对或相对的禁忌证（contraindications）要在实施前仔细评估。

1. 绝对禁忌证（absolute）

（1）合并严重心、肺、脑等重要器官病变，如缺血性心脏病、严重呼吸功能不全、新发脑梗等。

（2）未纠正的全身出血性疾病，如血友病、血小板减少等。

（3）无法中断抗凝药物者，如心脏机械瓣膜置换。如需手术，停用抗凝药物 1~2 周或低分子肝素替代（然而，口服小剂量阿司匹林并不增加出血几率）。

（4）未控制的泌尿系感染。

（5）未控制的严重系统性疾病，如糖尿病、高血压。

（6）皮肾通道路径上合并肾脏肿瘤等病变。

2. 相对禁忌证（relative）

（1）过度肥胖、皮肾间距离长。

（2）肾脏游动性大，如游走肾、肾下垂等。

（3）肾脏被周围脏器覆盖难于避开，如异位肾、肝脾增大、肾后结肠等。

（4）合并全身性免疫系统疾病，如红斑狼疮等。

第三节 经皮肾镜手术的术前准备

经皮肾镜手术属于微创外科范畴，全面术前准备既是基本的要求，也是疗效的保证。尽管术前准备的内容与《输尿管镜篇》大致相似，不同的是经皮肾镜手术需要建立人工通道，处理的病变更为复杂，准备与保障的水准更高。

一、一般检查

常规检查（routine）是任何病例的基础评估，包括详细病史、适当查体和基础检查，如血尿常规、血生化、血型、生化、二氧化碳结合力（CO_2 combining power，CO_2CP）、C 反应蛋白（C reactive protein，CRP），胸片、心电图、腹部 B 超（肝脾等脏器）等。老年人或有基础疾病的患者需行心肺功能的评估，如心脏超声（射血分数）、肺功能等。

二、影像学检查

影像学检查（imaging）对经皮肾镜手术的规划和预判至关重要，可了解肾脏、毗邻和病变的情况，临床医生根据情况进行取舍，包括尿路 B 超、上尿路造影和 CT/MRI 等（图 2-10）。

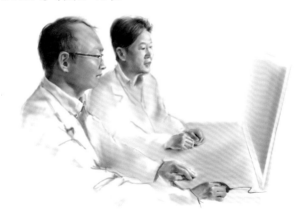

图 2-10 影像学评估

1. B 超（ultrasonography）

最常用的实时无创检查，可了解肾积水程度、结石位置（高回声伴声影）、部分肾实质及集合系统病变、肾周情况及周围脏器毗邻关系（图 2-11）。

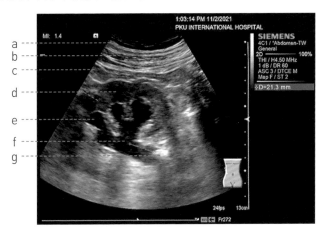

图 2-11　B 超：右侧 UPJ 结石合并肾积水
a. 皮肤及皮下；b. 肌肉；c. 肾周组织；d. 肾实质；
e. 肾盏；f. 肾盂；g. 结石（伴声影）

2. X 线检查（X-ray）

各种 X 线检查在经皮肾镜手术的病变判断、通道建立等方面有重要的地位。

（1）尿路平片（kidney，ureter & bladder，KUB）及静脉肾盂造影（intravenous urography，IVU）：KUB 可见阳性结石，对估计结石量和硬度有帮助，还可了解脊柱、胸肋等骨骼畸形。IVU 可显示阳性结石，阴性结石或软组织病变为充盈缺损，还可评估肾积水和患侧肾功能受损程度（显影程度和时间）及输尿管走行。对憩室、马蹄肾等畸形也有诊断作用（图 2-12）。

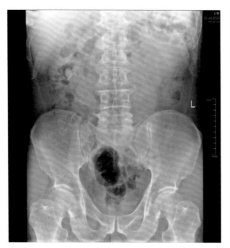
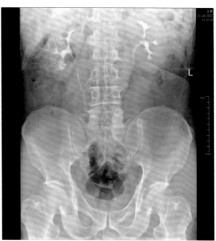

图 2-12　KUB+IVU：右肾下盏结石

（2）逆行或顺行造影（retrograde/antegrade pyelography，RPG/APG）：即通过导管或造瘘管直接注射造影剂。RPG 适于肾功能差、造影剂过敏或 UTUC 等，已行肾造瘘者可行 APG。此类造影不作为术前常规，如采用 X 线指导，术中可同步进行。

（3）CT 及三维重建：是 PCNL 最主要的检查，平扫对结石诊断及负荷评估准确性高，CT 值（Hounsfield unit/Hu）有助于判断结石硬度。CT 平扫结合强化还可评判腔内软组织性质或肾功能的状态，三维重建可突出肾脏以及集合系统细节，同时了解尿路系统以外的结构特点（图 2-13）。

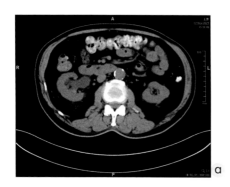
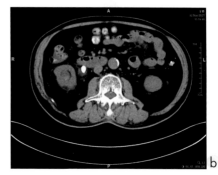

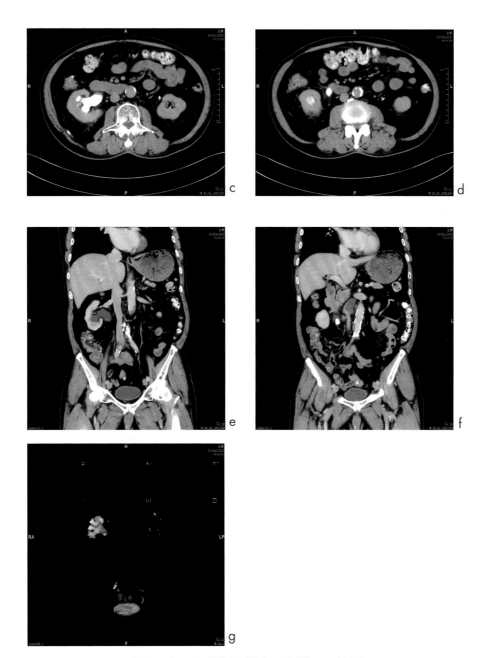

图 2-13 CT 平扫 + 强化：右侧 UPJ 结石
a，b. 平扫；c，d. 排泄期；e，f. 冠状位重建；g.CTU 三维重建

3. MRI/MRU（magnetic resonance imaging/ magnetic resonance urography）

对结石不敏感，肿瘤等软组织病变更佳，还适于一些特殊情况，包括碘剂过敏、尿路梗阻严重造影剂难于显影，或 X 线禁忌者，如孕妇和儿童。

4. 核素检查（scintigraphy/renal scan）

也称为肾图，利用放射性同位素示踪检查评估上尿路梗阻程度和分肾功能，也能用于复杂病变的随访，包括利尿性肾图、动态肾显像和静态肾显像等。

注意：除了过敏反应，IVU、CT 和 MRI 的造影剂对肾功能具有潜在的不利可能，肾功不全患者慎用，检查前建议常规检测血肌酐。RPG/APG 虽然也使用造影剂，但属于表面应用，没有此类副反应。

三、实验室检查

各种实验室检查（laboratory tests）在探究尿液、血液的理化性状、代谢特点和感染风险等方面具有重要意义。

1. 尿液检查（urine）

（1）尿常规（urinalysis）：所有经皮肾镜的术前常规，关注白细胞、亚硝酸盐、细菌量、红细胞、尿 pH 等项目。

（2）尿培养及药敏（culture & bacteriogram）：术前常规尿液培养，结合尿常规了解是否存在感染、病菌的浓度和敏感抗生素种类。在应用抗菌药物后再次检测，还可评估感染控制效果。

（3）尿细胞学检查（cytology）：怀疑上尿路尿路上皮癌（upper urinary tract epithelial cancer，UTUC）者，应留取尿液找瘤细胞，必要时增加荧光原位杂交（fluorescent in situ hybridization，FISH）。如 UTUC 准备行保肾经皮肾镜手术，术前应考虑逆行插管留取肾盂尿。

2. 特殊血液检查（blood）

主要针对一些特定指标，如血钙大于 2.5mmol/L 时检查甲状旁腺激素

（parathyroid hormone，PTH），合并感染者检测降钙素原（procalcitonin，PCT）等感染指标。

四、特殊检查

对于血尿或影像学检查上尿路有异常表现者，应考虑术前行内镜检查（endoscopy），如膀胱镜 +RPG 和 / 或输尿管镜探查，可疑病变进行活检。

五、风险评估

全面评估和风险预判（risk & evaluation）在实施经皮肾操作前是必要步骤，综合各种临床信息对特定患者针对性地展开，包括手术耐受度、感染风险、手术难度、效果预估和患者准备等方面（图 2-11）。

1. 全身状况评估（tolerance）

是否耐受手术按照美国麻醉师学会推荐的身体状况标准进行评估。

2. 感染风险评估和预防（infection risk）

感染在经皮肾镜手术并发症中不少见，但严重的尿源性脓毒症具有致死性，因此这方面评估尤为重要。

以最常见的 PCNL 为例，高危因素（risk factors）包括结石情况（大小、数量、负荷、梗阻程度等）、集合系统感染情况（系统性感染征象、尿培养、结石成分预估等）、患者自身免疫状况（糖尿病、免疫系统疾病、低蛋白血症、代谢综合征等）和手术相关因素（手术时间、灌注压力、通道口径、是否负压）等。

预防措施（preventive measures）包括识别高危因素、应用预防性或治疗性抗生素、术前尿培养尽可能转阴，操作时选取适合的通道口径、负压碎石清石、控制手术时间（＜ 90 分钟）和低压灌注等，随时中止手术（如必要）等。

3. 手术难度与复杂性评估（complexity & prognosis）

评价维度包括病变性质、器械设备和医生经验三方面。经皮肾镜手术处理的病变复杂，应针对性地进行术前讨论，仔细制定手术方案，设定合理目标和人员安排，采取一期或分期治疗等。在评估难度和复杂性方面，在国际上已建立若干经过验证的量表，可辅助判别肾结石复杂性及其与并发症和清石率的相关性，如 Guy's 结石评分（Guy's stone score，GSS）、泌尿内镜学会临床研究室列线图（the Clinical Research Office of the Endourological Society nomogram，CROES nomogram）、S.T.O.N.E. 肾结石测量法（S.T.O.N.E. nephrolithometry）（表1，表2，表3）。

表 1　Guy's 结石评分（Guy's stone score，GSS）

I 级	中下极或肾盂单发结石，无解剖异常
II 级	上极单发结石或多发结石，无解剖异常
	单发结石，合并解剖异常
III 级	多发结石，合并解剖异常
	肾盏憩室合并结石
	部分鹿角状结石
IV 级	完全鹿角状结石
	任何合并脑脊膜膨出或脊髓损伤的肾结石

表 2　CROES 列线图 *（CROES nomogram）

单向分数	0~100				
结石负荷	1200~0（mm²）				
结石位置	多个盏	上盏	下盏	肾盂	中盏
既往治疗	开放取石	多种治疗	PCNL	输尿管镜	体外碎石	无
鹿角形	是		否		
结石数量	单发		多发		
手术量/年	300~150				
	0~120~150				
总分数	0~350				
预期清石率	10%~90%				

* 此表格仅列出列线图的数据内容，并非列线图本身

表 3　S.T.O.N.E. 肾结石测量（S.T.O.N.E. nephrolithometry）

	1分	2分	3分	4分
结石大小 S—size（mm²）	0~399	400~799	800~1599	>1600
通道长度 T—tract length（mm）	≤ 100	> 100		
尿路梗阻（肾积水） O—obstruction	无 – 轻度	中 – 重度		
受累肾盏数 N—No.of involved calyces	1~2	3	完全鹿角	
结石硬度 E—Essence or stone density （Hounsfield unit）	≤ 950	> 950		

4. 患者心理准备及知情同意（patient & consent）

全面细致的术前谈话有助于医生了解并尽可能消除患者思想顾虑，增加配合度。知情同意包括手术的必要性、方式的选择及利弊、操作的基本流程、可能的并发症和应对措施、以及疗效的预估等。签署知情同意应全面详实，严重并发症虽然发生率不高，一旦出现后果严重，可能进入 ICU 复苏，甚至有器官丢失或更严重的情况（图 2–14）。

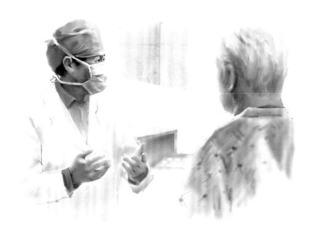

图 2–14　术前评估及准备

41

六、安全保障

术前进行必要的安全防范（security），能够有效地避免临床差错（errors），包括信息核对、物品人员的相应准备。

1. 安全核对（checkup）

依据各医院的常规，术前确认患者身份、手术名称、术者和麻醉等，尤其是正确的手术侧标识（图 2-15）。

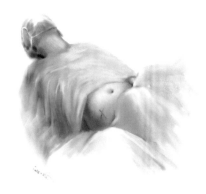
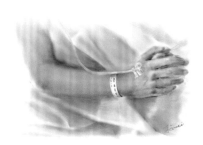

图 2-15 安全核对：体表标记和信息腕带

2. 器械和设备准备（equipment）

术前申请所需器械和设备，通知负责部门（如手术室）或负责人。每次操作结束后、送消毒前清查核对、检查完好性；消毒单位建立规范的规程，避免器械设备的损坏。如术中使用 X 线设备，要做好空间及人员的防护，如铅衣、屏风、眼镜、围脖等。

3. 操作者（operators）

术者及助手要具备经皮肾镜手术的经验或经过严格培训，事先了解病情和操作目标，可熟练地相互配合。

第三章
经皮肾镜手术的操作步骤

PCNL 是最早建立的系统化、可重复的经皮肾镜手术，通常采取俯卧位、以硬性肾镜碎石取石。目前俯卧位经皮肾镜手术仍是主流，也是代表性的经皮肾操作，本章以右侧肾盂结石的经典俯卧位 PCNL 为例介绍经皮肾镜手术的操作步骤和要点。

第一节　麻醉、体位和手术室布局

PCNL 是麻醉及特定体位下的经皮肾操作，设备和器材繁多、体位摆放、操作多人配合。因此，手术室内合理布局和细节管理应给予重视。

一、麻醉

PCNL 的麻醉方式（anesthesia）首选全麻（图 3-1），椎管内麻醉也可满足要求。尽管有局麻或区域阻滞麻醉下 PCNL 的报告，应限于经验丰富的操作者或经过培训。

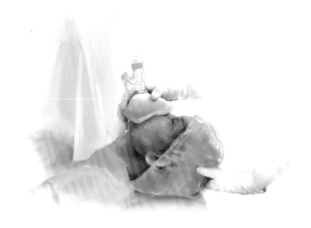

注意：由于俯卧位需要翻转身体，全麻应选择气管插管。

图 3-1　全身麻醉

二、逆行输尿管插管

逆行输尿管插管（retrograde ureteral catheterization）注射造影剂或生理盐水使集合系统显影或制造人工肾积水（图 3-2）辅助穿刺、建立通道。麻醉成功后患者取截石位、会阴区消毒，膀胱镜或硬性肾镜经膀胱右侧输尿管插入 5Fr 导管至肾盂。

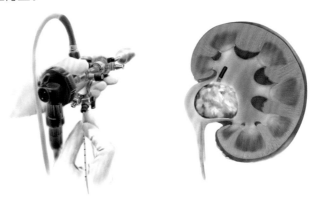

图 3-2　逆行放置输尿管导管：膀胱镜置管进入肾盂

因需改换体位，导管须丝线或胶布与尿管固定（图 3-3），尾端配接头便于直接注液。经皮肾内探查时导管还可起到协助定位、阻挡碎石坠入输尿管的作用，封堵型导管更佳。俯卧位 X 线指导，少量注气可突出后组肾盏。然而气体会干扰 B 超，逆行注液时避免带入。

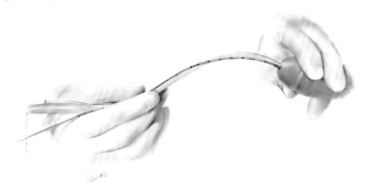

图 3-3　输尿管导管与尿管固定

三、体位摆放

经典 PCNL 采用俯卧位（positioning），插管后将截石位恢复为平卧位，双臂回收；采用整体滚动方式变为俯卧位，注意保护颈部、脊柱和肢体等避免神经或关节损伤。转变体位推荐方法为先将仰卧的患者平移至与手术台等高的平车上，手术台上放好衬垫后，再以整体滚动方式摆放为俯卧位。原地翻身虽可行，体重大者较为困难，翻动时衬垫常移位，需再次搬动，也容易发生意外。转位后，双上肢前伸，头部偏向一侧、下方衬垫，腹部、胸部、膝、肘、足等也放置软垫，腰背部完全暴露（图 3-4）。

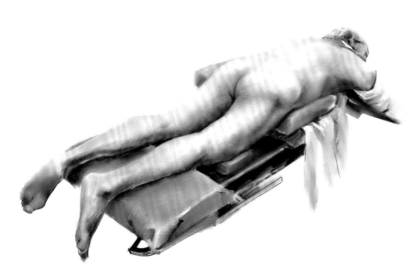

图 3-4　俯卧体位

四、消毒、铺单和手术室布局

消毒及铺单和腰背部开放手术相同，显露区域：头侧第十肋以下、脚侧髂骨翼以上、外侧至腋前线、内侧至竖脊肌外侧缘。操作区域贴防水手术隔膜，下方接引流袋及水桶，便于收集结石、防止冲洗液直接接触患者（图 3-5）。指导设备（B 超探头或 C 型臂）可消毒或包裹无菌衣。

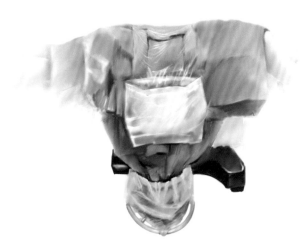

图 3-5 操作区域

手术室内人员及器械设备布局（operating room layout/OR　layout）推荐如下：患者居中，麻醉师及麻醉设备位于患者头侧，术者立于患侧，助手在术者侧后，器械台置于患者患侧脚侧接近术者和助手；影像台车、灌注设备、B 超和 / 或 C 型臂及其显示器置于患者健侧（术者对侧），能量设备置于术者身后或对侧，巡回护士随时协助所需设备和材料。室内所有人员都应该能够看到操作图像（推荐多个显示器），随时了解手术进程（图 3-6）。如采用 X 线指导，需备防护用的铅衣、铅屏等。

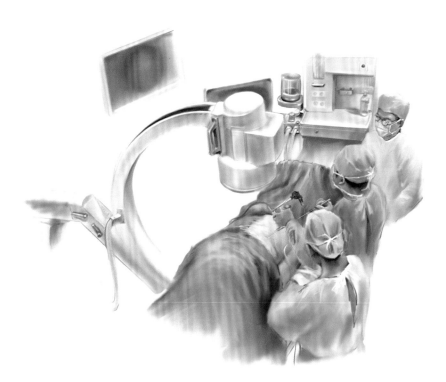

图 3-6　手术室内布局

第二节　皮肾通道的建立及肾内操作

　　建立皮肾通道（access）是 PCNL 的关键，理想的通道以距离最短、最大程度避免肾实质出血、处理最多结石、避开毗邻脏器为原则（shortest path, minimized bleeding, maximized clearance & away from other organs），因此入路选择背侧肾盏，通过肾实质、肾锥体和肾乳头穹隆部（fornix），直达肾小盏。具体步骤包括穿刺、放置导丝、扩张置鞘建立通道，肾内操作应设立合理目标并根据术中情况随时调整，结束后放置引流。

一、定位及穿刺

　　定位和穿刺（targeting & puncture）需在指导下进行，即通过 B 超和 C 型臂（X 线）呈现肾内集合系统轮廓达到精准穿刺。

1. 目标盏选择（target calyx）

　　按照病变（肾盂结石）确定穿刺的目标盏，同时综合考虑肾脏及毗邻的解剖因素。理论上，后组盏方向与 Brodel 线重合度高、毗邻脏器少、容易规避，最为安全。上、中、下组均可选择，以中或下盏居多，穿刺点 11 肋间或 12 肋缘下、肩胛下线与腋后线之间的区域内（图 3-7）。本例目标盏为中盏。

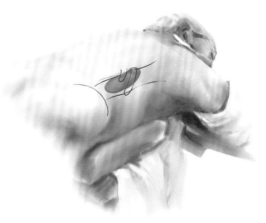

图 3-7　穿刺区域及目标盏选择

2. B 超指导穿刺（ultrasound guidance）

利用超声波扫查肾脏并在实时监测下穿刺目标肾盏的过程。

（1）扫查（scanning）：B 超图像下，皮肤和皮下为高回声、肌肉为低回声、肾周及肾窦脂肪为高回声、肾实质为低回声、扩张的肾盂肾盏为无回声、结石为高回声且后方伴声影。2~5mHz 凸阵探头扫查，调整增益（亮度）和频率（深浅）达到最适分辨率（图 3-8）。

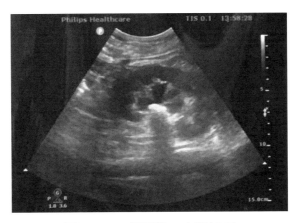

图 3-8　B 超图像：右肾结石

注意：消毒铺巾前，预扫查确定穿刺位置并调整参数。扫查时取得肾脏最大截面后，触压探头两端皮肤确认图像头侧或脚侧，与肾脏上极或下极对应；亮度调节增益旋钮或排钮；深度调整频率，肥胖者低频、瘦者高频。

（2）穿刺（puncture）：导管注水制造人工肾积水，皮肤及探头涂抹消毒耦合剂（凝胶、碘伏、酒精或盐水均可），目标肾盏（中盏）位于超声平面内。沿超声平面穿刺针经皮穿入，依次为皮肤、皮下组织、肌肉、筋膜、肾周脂肪、肾包膜、肾皮质、肾锥体、肾盏穹隆部和肾小盏，撤出针芯见尿液流出或以 5ml 注射器抽吸尿液确认穿刺成功（图 3-9）。

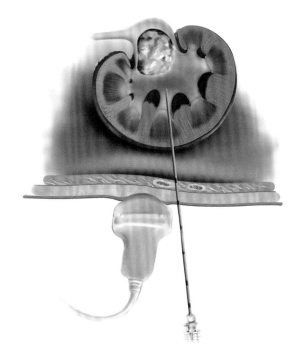

图 3-9　B 超指导下穿刺

　　超声平面呈扇状，扫查尽量沿肾脏长轴（常与肋间平行）获取最大截面。穿刺时目标肾盏和穿刺针走行同时保持在超声平面内，针尖进入肾实质后常比皮下或肾周更清晰，抖动穿刺针有助于显示针道。依据术者习惯，可分别采用引导架或徒手自由穿刺。

　　① 引导架辅助穿刺（with a puncture-guide）：所有探头均可配备引导架，为固定穿刺针不偏离超声平面（图 3-10）。穿刺时可调出虚拟穿刺引导线，便于初学者掌握。特殊设计的探头，穿刺针可从探头中心位置穿入，平面同步更加方便。然而，因扫查手法或组织阻力等影响，即使引导架辅助，实际穿刺路径也会发生偏离，此时难于实时调整，需退针至皮下重新穿刺。

　　② 徒手自由穿刺（free-hand）：一手持针，另一手持探头，双手协调使穿刺针保持在超声平面内（图 3-11）。此方式术者需具备清晰的立体感和双手协调性，有经验者常采用，对初学者很挑战。

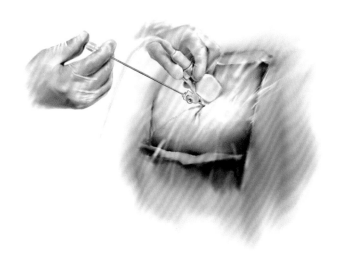

图 3-10 带引导架的穿刺

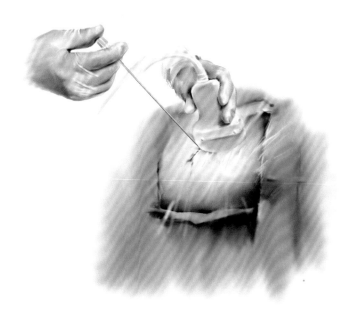

图 3-11 B 超指导自由徒手穿刺

注意：穿刺点可选择在探头长轴两端或中部侧方（图 3-12）。前者，针道在超声平面内可全程显示；后者，针道初始段不显示，仅针尖在接近肾脏或目标盏时才可见。

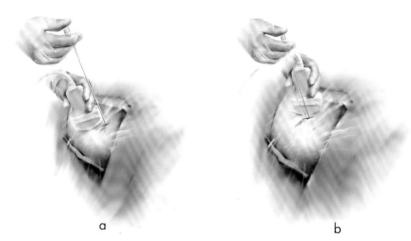

a　　　　　　　　　　　　　　b

图 3-12　选择探头不同位置穿刺
a. 探头一端；b. 探头中部

3. X 线指导穿刺（fluoroscopic guidance）

利用 C 型臂的不同投照角度确定穿刺方向和深度，有牛眼征法（bull's eye）和三角法（triangular），前者易理解和操作，在此介绍（图 3-13）。

（1）通过导管逆行造影使集合系统显影并选定目标盏（中盏后组），前后位投照的后组肾盏通常略靠内侧。C 型臂先向术者旋转 20°～30°，调整穿刺针方向呈"牛眼征"，即针尖、针尾、目标盏在同一直线，X 线下类似瞪圆的牛眼。如此三点一线样的"瞄准"，即为正确穿刺方向。

（2）沿此方向穿刺一定深度后，将 C 型臂转回垂直位。此时针尖与肾盏之间关系即为二者相距的距离。维持方向不变，推进或回撤使针尖与目标盏重合后拔出针芯，流出或抽出尿液即证实成功。

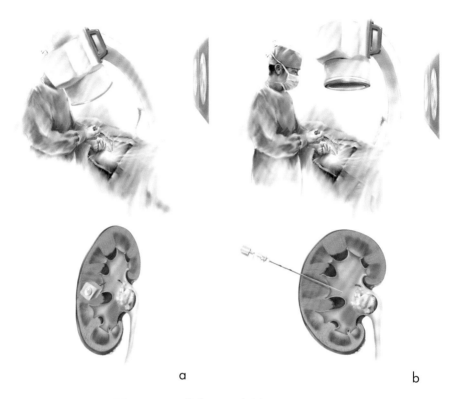

a　　　　　　　　　　　　　　　　　b

图 3-13　X 线指导下穿刺：牛眼征法

a. C 型臂向术者旋转，获取牛眼征；b. C 型臂调回垂直位，显示穿刺深度

注意：牛眼征穿刺，在旋转 C 型臂时要维持穿刺针方向不变。建议配备操作 C 型臂的技师。旋转 C 型臂角度是人为的，穿刺不一定与肾盏轴线完全吻合。

注意：肾脏不一定位于 C 型臂旋转的圆心，变换投射角度可能发生影像偏移，需在水平方向调整。

4. 双重指导（dual/combined guidance）

即 B 超和 C 型臂同时辅助，以超声指导穿刺、X 线透视同步确定是否成功（结合逆行和顺行造影），还可显示导丝进入集合系统的位置及形状，并在 X 线下监视扩张全过程，增加安全性同时明显减少 X 线暴露（图 3-14）。

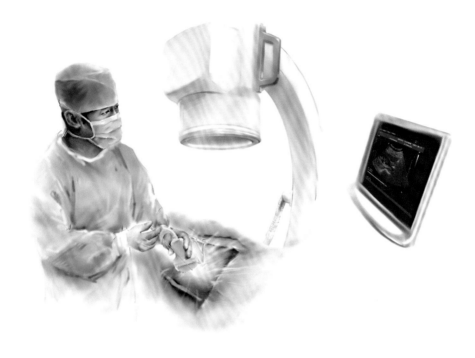

图 3-14　双重指导

二、放置导丝

　　导丝承托扩张和保持通道连续性，合理放置（wire placement）的先决条件是精准穿刺。如果穿刺针与肾盏轴线吻合且指向 UPJ，置入的导丝头端顺滑进入输尿管、硬质不可弯的体部位于肾盏和皮肤之间视为最佳，可保证足够扩张深度（图 3-15）。实际情况下，导丝在集合系统呈各种形状，X 线下显示清晰，B 超相对困难。导丝类型与扩张方式相对应，筋膜扩张器和 Alken 扩张器宜选择质硬 J 型金属导丝或超硬导丝，Amplaz 扩张器和球囊导管则可选择更细、柔韧头端更长的斑马导丝。

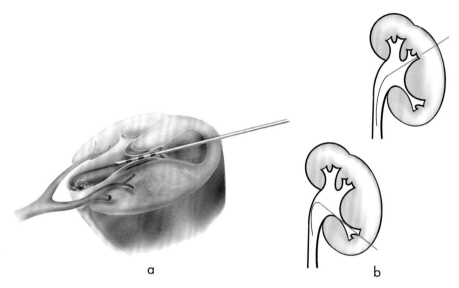

图 3-15　放置导丝
a. 导丝置入；b. 放置方向：理想 vs. 欠理想

　　注意：鹿角状结石充满肾盏、空间狭小，穿刺后尿液流出不明显，导丝放置也难于满意。此时尝试调整穿刺位置或角度，或以穿刺针顶戳结石获取更大空间，X 线对判定导丝是否放置妥善非常直观。

三、扩张及建立通道

　　PCNL 中，精准穿刺是前提，但扩张及建立通道（dilation & access）则是手术成败的关键。此步骤利用扩张工具沿导丝顺行操作，因器械不同，方式、手法和力度各有特点。

1. 切开（incision）

　　放置导丝后，以 #11 刀片紧贴穿刺针杆切开皮肤、皮下、肌肉和腰背筋膜，切开长度根据通道口径选择。随后撤针、保留导丝，同时测量或估计皮肾间的距离（图 3-16）。

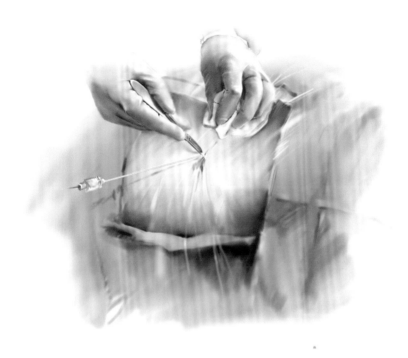

图 3–16　切开皮肤及皮下组织

注意：切开应深达腰背筋膜，尽量减少扩张时其他阻力的干扰。

2. 扩张及放置操作鞘（dilation & sheath placement）

无论何种扩张工具，均以 8Fr 筋膜扩张器行预扩张。此扩张器弹性好，不易造成穿孔或导丝脱出，还可通过尾端见到液体证实到达适合深度。此后，所有扩张工具（筋膜扩张器、Alken、Amplaz 或球囊导管）均沿工作导丝以旋转方式推进（screw–in），双手相互拮抗（counterwork）、避免过深（avoiding overdilation）。扩张与导丝自然方向一致、直至适合深度，最后将操作鞘旋入集合系统。X 线透视直观监控扩张过程，B 超难于观测，须更加小心。扩张手法分为双手或单手推进，以术者习惯为原则（图 3–17）。

（1）双手推进（bimanual screw-in）：术者双手单向或双向螺旋式推进扩张器，助手握持导丝、避免前后移动。适于筋膜扩张器、Amplaz 扩张器和球囊扩张导管。

（2）单手推进（single handed screw-in）：术者一手握持导丝和 / 或扩张杆，另一手旋转施加扩张器或套管，更适于 Alken 金属扩张器。

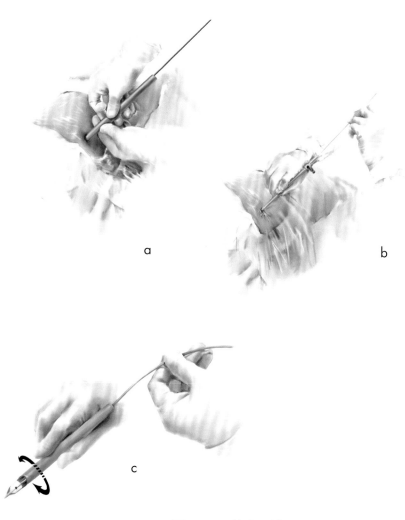

图 3-17　扩张手法
a. 双手推进；b. 单手推进；c. 球囊扩张、放置鞘管

安全导丝：同时放置工作导丝和安全导丝值得推荐，尤其是初学者。双导丝放置可通过 8/10 同轴扩张器或双腔导管完成，也可利用内镜完成：先沿单根导丝扩张至 16~18Fr，半硬性输尿管镜沿导丝进入集合系统，工作通道内再插入安全导丝（类似《输尿管镜篇》中的方式），退镜后再沿其中一根导丝（工作导丝）扩张至所需口径并放入管鞘，此时安全导丝位于鞘外（图 3-18）。

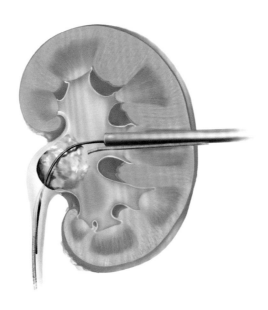

图 3-18　通道内置双导丝

四、进镜及肾内操作

肾内操作（intrarenal manipulations）包括探查、碎石、清石以及处理可能伴随的问题。肾镜沿操作鞘进入集合系统，宜先适当探查再开始碎石等操作。硬性肾镜粗大，操作要轻柔、避免蛮力（图 3-19）。

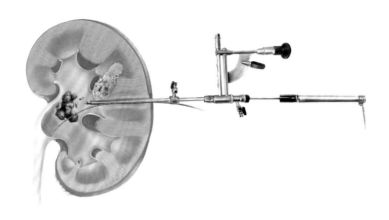

图 3-19 术中肾镜操作：气压弹道碎石

1. 碎石方式（lithotripsy）

碎石能量设备有气压弹道、超声和钬激光等，清石大小取决于通道的口径和策略（碎块化或粉末化，fragmentation/dusting）。因 PCNL 口径大，清石能力强，多采用碎块化碎石（图 3-20）。

（1）气压弹道（pneumatics）：物理击打、不产热，硬性肾镜的探针粗、碎石效率高；但须控制击打方向和力道，避免损伤集合系统或实质，造成出血、尿外渗、结石外泄等并发症。

（2）超声（ultrasonics）：高频振荡的探杆接触结石表面碎石，除少数硬度极高的结石，超声碎石适用于大多数结石，尤其是附着脓苔或质地软的结石。适配的探杆壁薄中空，连接负压可即刻将碎屑吸出，也可有效清除血块，且肾内低压对感染高危者有一定优势。

注意：高频振荡的探杆产热，须持续灌注降温。如碎屑阻塞致循环不畅，探杆可发生损坏。移动肾镜时，探杆也许保持同轴运动避免折断。

（3）钬激光（Holmium laser）：以光热效应（photothermal effect）脉冲式碎石，可击碎所有结石，大功率下碎石速度快。钬激光产热，也需灌注降温；直接接触粘膜和肾盏等可致损伤。

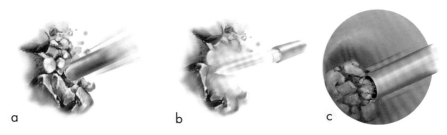

图 3-20 碎石方式

a. 气压弹道：物理撞击；b. 激光：光热效应；c. 超声：高频振荡

2. 清石方式（clearance）

击碎结石并清除碎屑是 PCNL 重要目的，其中清石方式可采取冲洗、抓取和 / 或负压吸引等（图 3-21）。

（1）直接抓取（grabbing）：硬性肾镜通道粗大，可通过各种器械直接抓取或套取碎块。

（2）负压吸引（sucking）：超声探杆中空，碎石同时施加负压吸出碎屑。

（3）冲洗清石（flushing）：灌注液经肾镜进入肾内，充盈后再经通道（肾镜与工作鞘的间隙）排出，即可此达成冲洗清石的效应。管鞘口先需尽量接近碎屑，然后缓慢后撤肾镜，碎屑被"吸入"管鞘并冲出体外。加大灌注可提高冲洗清石的效率。

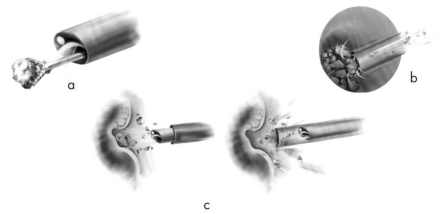

图 3-21 不同的清石方法

a. 直接抓取；b. 负压吸引；c. 冲洗清石：接近碎屑再后撤内镜

（4）处理残石（residuals）：某些有结石或残石的肾盏（通常为相邻盏）肾镜无法到达，勿以镜体强行搬撬而导致盏颈撕裂出血。此时可采取多种方式辅助，如纤维肾镜等，具体内容参阅第六章。

3. 操作中的问题及相应处理（problem solving）

建立通道和肾内操作过程不一定总是顺利，有一系列问题需要术者及时应对。

（1）术中渗血或出血（oozing/bleeding）：十分常见，源于建立通道或碎石等对肾实质的影响，术者需对出血来源和出血量进行评估以确定是否继续手术。出血视野不清可采取加快冲洗、改换操作位置或应用止血药等，效果不佳时可暂停操作适当压迫；出血停止后血凝块多，调整冲洗或钳夹进行适当清理，激光贴近可震开覆盖结石的血块，超声负压吸除最有效；严重出血者，直接放置肾造瘘管并终止手术。

（2）集合系统破损（perforation）：通道扩张或肾内操作时均可出现。如破损轻微，可继续手术，但要避免破损扩大或结石外泄，控制操作时间；严重者应及时终止手术。

（3）肾内积脓（purulence）：在穿刺或操作进入肾脏或梗阻肾盏时，有时见到脓液或脓尿（稀薄的感染尿液）。一旦出现，即使术前检查和准备充分，也建议立即停止操作，留置肾造瘘管、留取引流液培养、积极控制感染等，即刻检查感染指标和监测生命体征，待二期手术。

注意：虽有负压下合并感染 PCNL 的成功报告，但缺乏严谨证据、仍需审慎。

五、集合系统引流

放置引流是 PCNL 结束前的步骤，包括放置输尿管支架和 / 或肾造瘘管。当然，是否常规放置引流也是临床热点之一，参阅第六章。

1. 顺行放置输尿管支架（antegrade stenting）

支架放置标准方式为经尿道逆行方式，因俯卧位 PCNL，故多顺行放置。

61

将硬性肾镜置于 UPJ 或输尿管上段，顺行放置导丝后拔除预置的输尿管导管和通道内的安全导丝；直视下回退鞘管至肾盂或肾盏内；经工作通道沿导丝顺行推送支架，随后推进器沿导丝置入并抵住支架尾端，随即撤除导丝（图3-22）。

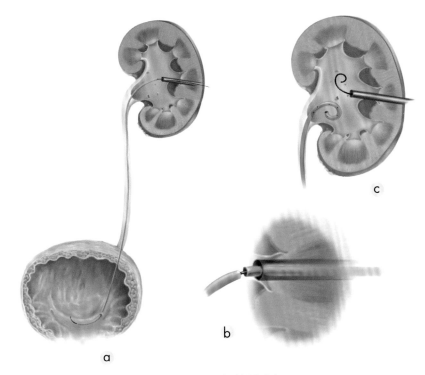

图 3-22　顺行放置支架

a. 推送支架；b. 放置推送器；c. 释放支架

2. 放置肾造瘘管（nephrostomy）

　　检查肾内情况后，操作鞘退至肾盂或肾盏。退出肾镜、沿管鞘置入硅胶造瘘管，管头轻触肾盂壁即可。适当后撤管鞘，水囊注水 1~2ml。维持造瘘管原位不动，同时后撤操作鞘，于皮肤外撕开或剪开管鞘并去除（图 3-23），造瘘管以缝线固定于皮肤。术中 X 线可即刻了解支架和造瘘管位置。如不具备，尽快摄片确定位置。

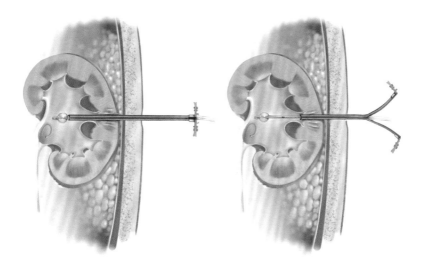

图 3-23　放置肾造瘘管、去除剥皮鞘

注意：顺行放置支架并非容易，有时需肾镜调整位置。放置不宜过深，支架尾端进入输尿管可影响引流效果。

注意：如为金属操作鞘，需用其他引流管替代球囊型造瘘管，如乳胶引流管。适当修剪使顶端开口，顶端下剪 1~2 个侧孔。关注是否有乳胶过敏。

3. 恢复体位、苏醒（recovery）

所有操作结束后恢复为仰卧位，翻动时注意保护颈部、脊柱及肢体，勿牵扯造瘘管和尿管，清醒后取出气管插管返回病房。如造瘘管中血色深，可夹闭 0.5~1 小时。

第四章
经皮肾穿刺造瘘术和微通道经皮肾镜取石术

经皮肾造瘘术（percutaneous nephrostomy）临床应用早于 PCNL，至今仍是上尿路梗阻或严重肾内、肾实质、肾周感染的重要治疗手段。微通道经皮肾镜手术（minimally invasive PCNL，mPCNL）是经典 PCNL 的一种改良，采用与经皮肾穿刺造瘘术类似的器材，且通道口径较标准通道明显减小，已成为 PCNL 主要方式之一。

第一节　经皮肾穿刺造瘘术

经皮肾穿刺造瘘术是以经皮肾技术在肾内集合系统（或肾周）放置引流管，达到引流、评估、诊断和治疗的目的。虽然通道微小、相对简单，但穿刺、置导丝、扩张和置管等原则与经皮肾镜手术基本一致（图 4-1）。

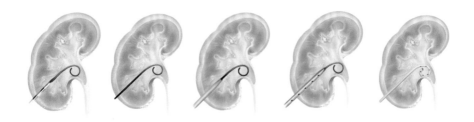

图 4-1　经皮肾穿刺造瘘术

一、适应证和禁忌证

1. 适应证

（1）严重的急慢性、梗阻性上尿路感染；

（2）急慢性上尿路梗阻导致的肾后性肾功不全，如结石、孕期压迫、肿瘤侵犯或压迫、输尿管狭窄等；

（3）特殊情况下评估梗阻肾脏的功能，如记录尿量、比重、pH、电解质和肌酐等；

（4）顺行注射造影剂或药物，如上尿路造影、溶石、灌注化疗、抗生素或抗真菌药物；

（5）外伤、医源性损伤、炎症等造成的输尿管瘘；

（6）需引流的肾脓肿或肾周积液（尿液、脓肿、淋巴液或积血）。

2. 禁忌证

（1）未控制的凝血功能障碍；

（2）患者不能配合且不适宜麻醉；

（3）严重高钾血症（>7mmol/L），造瘘前应先行透析纠正。

二、术前准备

经皮肾穿刺造瘘术多为紧急情况下实施，准备相对简化，包括必要的病史采集、体格检查、化验室和影像学资料。

1. 化验室和其他辅助检查

血常规、生化、CO_2CP、CRP、凝血功能，尿常规和培养，胸片、心电图等，操作与部分结果回报可同步进行。

2. 影像学检查

首选 B 超和 CT。

（1）B 超：了解肾积水程度、肾脏及肾周和毗邻脏器。

（2）CT/MRI：肾造瘘病例多数合并肾功能损害，CT 平扫是快速的检查方式。强化 CT 有时可以明确漏尿等其他病变。MRI/MRU 费时，仅适于特殊情况。

（3）肾图：针对非急诊病例，用于分肾功能评估。

3. 术前评估及必要准备

包括耐受性、感染状况、操作难度以及知情同意等。因病情多较急迫、患者情况差、成功率要求高，设备、器械应配备到位。B 超直接简便，如同时配备 C 型臂更佳；器材采用一次性套件；操作者应具备经验和处理意外的能力。

三、操作步骤

各种体位均可采取，以操作者习惯为准。单纯引流可采用局麻，优先选择肾下盏，也可根据情况选择其他目标盏，为下一步治疗做准备。下面以俯卧位 B 超指导、引导架辅助的右肾下盏经皮肾穿刺造瘘术为例介绍（图 4-2）。

1. 体位

俯卧位、消毒铺巾，穿刺区域与经典 PCNL 相同。

2. 局部麻醉

B 超扫查并确定穿刺点和进针方向，以穿刺点为中心、沿穿刺方向从皮肤至肾周浸润麻醉（1%~2% 利多卡因 10~20ml）。

3. 穿刺及放置导丝

B 超探头置于 12 肋缘下，扫查平面显示集合系统最大剖面，穿刺针通过引导架进针并在超声平面中观察直至针尖刺入肾下盏，拔除针芯观察尿液流出即表示穿刺成功；去除探头后放置导丝，B 超观察确认导丝进入集合系统位置。

4. 扩张及置管

做小切口后 8Fr 筋膜扩张器沿导丝预扩张，10Fr 猪尾型造瘘管直接沿导丝以 screw-in 方式推送置入集合系统。去除导丝后造瘘管流出或抽出尿液、证实放置成功，将造瘘管与皮肤缝合固定。

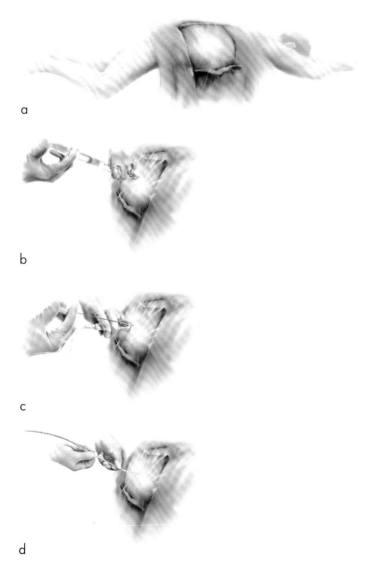

图 4-2　经皮肾穿刺造瘘术

a. 俯卧体位；b. 局部浸润麻醉；c. B 超引导穿刺；d. 扩张通道

　　注意：经皮肾造瘘与手术不同的是，单纯造瘘很少放置安全导丝。因此，工作导丝在集合系统中位置恰当极其重要，同步 X 线监视外加顺行注射造影剂可极大地提高安全性。

四、术后事项

造瘘术后需根据术前目的关注造瘘管引流情况、可能的并发症表现以及相关疾病的进展。

1. 造瘘管位置

肾造瘘多以引流为目的，造瘘管带侧孔的头端部分应位于肾盂或肾盏内。放置过深，进入输尿管致引流不畅；或过浅，造瘘管易脱出（dislodging）。有时置管后有暂时尿液流出假象，实际已脱出，多见于严重肾积水、肾实质菲薄张力差的病例（图4-3）。术中X线可有效避免此并发症；如不具备，操作后需立即拍片。有怀疑时，X线下（C型臂或放射科）经造瘘管注射造影剂即可明确。

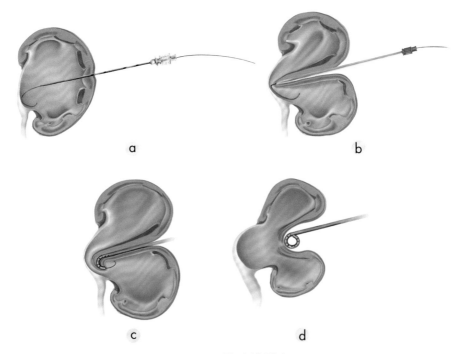

图 4-3　造瘘管脱出
a. 穿刺放导丝；b. 扩张，肾实质塌陷；c. 造瘘管未到位；d. 造瘘管脱出

2. 局部观察

按照造瘘指征观察引流液的性状、引流量，并进行各种检测，如尿液分析和培养等。引流不佳时，需及时判明原因并进行相应调整。

3. 全身观察

观察生命体征和局部症状，如出血、疼痛、渗液等。如无明显并发症，操作后不限制下地活动。同时关注原发病情，如肾后性梗阻原因。

第二节　微通道经皮肾镜取石术

微通道经皮肾镜取石术（mini-PCNL/minimally invasive PCNL，mPCNL）是经典 PCNL 的一种演变，实践证明通道减小的 mPCNL 仍保持了良好疗效，同时降低了出血等风险，已发展成为具有代表性的术式之一。本节以 B 超指导、分腿斜仰卧位左侧 mPCNL 为例介绍（左肾多发结石，图 4-4），其适应证和禁忌证、术前准备、麻醉方式等与经典 PCNL 相同。

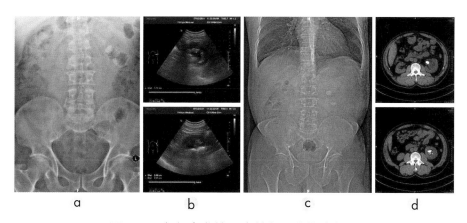

a　　　　　　　　b　　　　　　　　c　　　　　　　　d

图 4-4　左肾多发结石合并肾积水的病例

a. KUB；b. B 超；c. CT 冠状位；d. CT 轴位：肾盂（上）、下盏（下）

一、体位及布局

　　分腿斜仰卧位是编者最常应用的 mPCNL 体位，也是经皮肾镜手术体位中的一种，具有诸多优点。因器械设备有所不同，手术室内布局与经典 PCNL 略有区别。

　　（1）分腿斜仰卧位（图 4-5，详见第六章）：麻醉成功后，移动患者躯干左侧靠近手术台边缘，肩下和臀下支撑使其与床面呈 20°~30°，同时双下肢非对称分开摆放。如此，腰部及会阴有足够操作空间，术中无需变动体位。

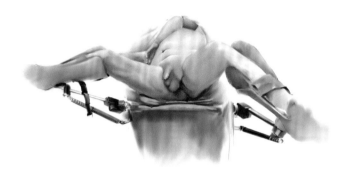

图 4-5　分腿斜仰卧位

　　（2）因体位不同，术者和助手在两腿间和腰部进行操作，手术室内人员及器械设备布局摆放与俯卧位 PCNL 不同。本例术者习惯将 B 超放置在患侧同侧，左侧操作时 B 超仪位于患者头侧。

二、操作步骤

　　消毒左腰部及会阴，铺巾后连接导光束、摄像头、灌注泵管及 8~9.8Fr 半硬性输尿管镜；B 超探头消毒后固定于腰部无菌巾上备用。

　　（1）输尿管置管：术者与助手站于患者两腿之间，输尿管镜经尿道进入膀胱，左侧输尿管开口插入超滑导丝，沿导丝推送输尿管导管。尿道内留置 Foley 尿管与导管妥善固定，尿管保持开放引流膀胱（图 4-6）。导管尾部接注射器，便于推注生理盐水制造人造肾积水。

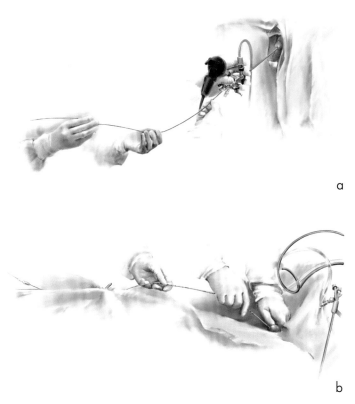

图 4-6　逆行放置导管
a. 输尿管镜插导丝；b. 推送导管

注意：由于患者体位倾斜，输尿管镜经男性尿道进入时也要倾斜，见到精阜后向中线回移即可进入膀胱。

（2）经皮肾穿刺及放置导丝：术者移至患者腰部，面向 B 超，左手持探头置于十一肋间或肋缘下（平行肋骨走行、有时甚至可置于十肋间），扫查左肾最大截面（超声平面）并确定后组目标肾盏。助手立于患者两腿间、逆行注射制造人工肾积水。术者右手持针 B 超指导徒手穿刺目标肾盏，拔除针芯后见针尾流出尿液，证实穿刺成功。放置 0.0888mm（0.035"）的 J 型硬质全金属导丝，至前端有轻微阻力即停止。再次 B 超扫查确认导丝位于集合系统内的位置（图 4-7）。

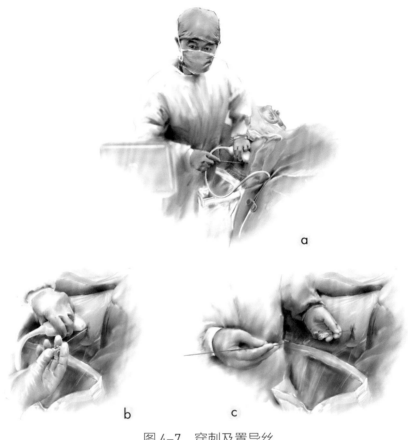

图 4-7 穿刺及置导丝

a. 准备穿刺；b. 执针穿刺；c. 放置导丝

注意：穿刺时，术者可倚靠手术台，增加左手抓持探头的稳定性。

（3）扩张及建立通道：退出穿刺针前，沿针杆顺肋骨走行做 0.5~1cm 小切口；去除穿刺针后沿导丝以筋膜扩张器逐级扩张，按照"宁浅勿深"原则，最终送入 18Fr 操作鞘。扩张采取双手推进，放置操作鞘手法为：逐级扩张至16Fr 后，最后将带有操作鞘的 18Fr 扩张器沿导丝推送；至扩张深度后，右手固定扩张器维持不动，左手指捻搓（screw in）推进操作鞘直至滑入集合系统，随后保留导丝退出扩张器（图 4-8 ）。

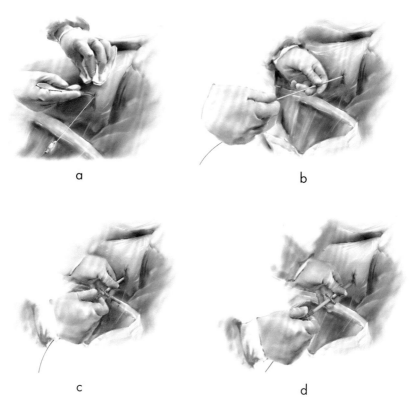

图 4-8　扩张及置鞘

a. 切开皮肤及深层组织；b. 双手扩张；c. 带鞘扩张；d. 退出扩张器

　　注意：筋膜扩张器扩张时，可轻轻抽动 J 型导丝以了解扩张深度。如果导丝可自由活动，仍可适当扩张；如导丝难于抽动，需停止（图 4-9）。

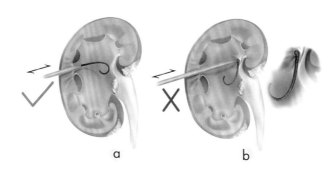

图 4-9　了解扩张深度技巧

a. 抽动导丝可自由活动，仍有扩张空间；b. 抽动导丝难于活动，停止扩张

　　注意：逐级扩张次数不宜过多，可跳号。最后带 18Fr 鞘扩张时将双手指擦干，可更好地旋转推鞘、增加控制力。

　　注意：推送操作鞘未必一次到位，可经鞘以输尿管镜直视确认深度后再行扩张。

　　（4）碎石清石：斜仰卧位微通道碎石激光或气压弹道均可应用，此体位较俯卧位的优势如下：术者平端输尿管镜操作，降低疲劳；碎屑冲洗不需克服重力，清石更容易；操作鞘管径细，输尿管镜和薄质剥皮鞘相配合，可获得更大的肾内活动幅度（图 4-10）。

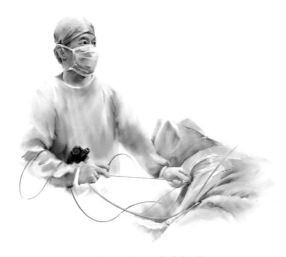

图 4-10　术中操作

注意：冲洗结石碎屑时，鞘管前端需足够接近。较大残块进入操作鞘，半硬镜需缓慢后退达到冲洗清石。

（5）放置引流与术后处置：操作结束后，根据需要放置输尿管支架和肾造瘘管。放置支架顺行或逆行均可，在膀胱和肾脏两端还可直视支架位置。放置肾造瘘管和术后观察处理与经典 PCNL 相同。

第五章
经皮肾镜手术的术后处理、并发症及对策

经皮肾镜手术虽微创，因病变不简单、且需建立皮肾通道和肾内操作，手术风险不低，甚至有严重并发症的可能。因此，严密观察、及时发现和处理并发症是保证安全的重要步骤。

第一节 经皮肾镜手术的术后处理

经皮肾镜手术后多数恢复快，与其他麻醉的手术类似，需术后常规监测、检验和影像等。出院后，围绕手术目的、效果、原因和结局等进行复诊和随访。

一、术后常规

手术结束、返回病房直至出院，需根据术前评估和术中情况进行一系列常规观察和适当干预，及时发现并应对并发症。

1. 观察

观察（observation）是返回病房的基本项目，即使术中操作顺利。包括生命体征、疼痛评分（visual analogue score，VAS）、引流量和 / 或尿量及颜色，还应观察胸腹部症状与体征，及时发现潜在并发症（图 5-1）。

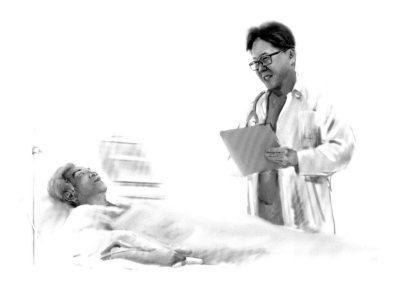

图 5-1　术后观察

2. 检查

检查（tests）包括即刻（stat）血常规、血气分析及生化，关注白细胞和血小板变化。有可疑感染者或合并糖尿病等免疫功能受损者应送肾盂尿培养和结石培养，并检测感染相关标记物，如白介素 -6（interluekin-6，IL-6）、降钙素原（procalcitonin，PCT）和 / 或内毒素（endotoxin）；术后 4 小时及次日再次血常规检查。

3. 应用抗生素（antibiotics）

对非感染高危病例，麻醉诱导时给予预防性抗生素。手术时间长、术中怀疑合并感染、感染性结石或具备感染高危因素者，可依据术前尿培养或经验选择治疗性抗生素；根据病情变化、肾盂尿或结石培养等结果随时调整。

4. 影像检查（imaging review）

术后次日拍片了解支架、肾造瘘管以及残石等情况，确定是否需要进一步措施（图 5-2）。如有残石，可选择观察、再次取石或体外碎石等。怀疑有并发症的，及时根据情况进行 CT 等检查。

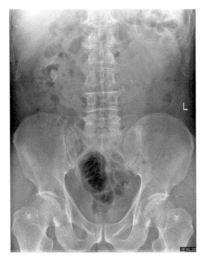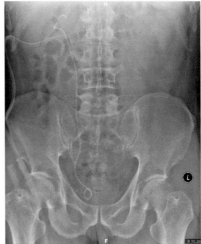

图 5-2　KUB（左肾结石）：术前与术后

5. 造瘘管拔除及出院（tube removal & discharge）

如果没有明显感染征象、无需再次进入、无集合系统较大穿孔、无活动性出血等，术后 1~2 日可夹闭造瘘管，夹闭 4~6 小时后无明显不适可拔除。少数特殊病例需带引流出院。

二、随访复诊

经皮肾镜手术只是整体疾病治疗的一部分，出院后根据不同的疾病及病因，患者常需随访和复诊（follow up）。如泌尿系结石，除清石、保护肾功能和去除支架外，还需了解成石原因，适时合理采取预防或干预措施。

1. 预防复发（recurrence prevention）

结石术后取出的样本应送成分分析（composition analysis），结石高复发风险者应做病因性治疗和针对性预防，包括代谢评估、药物溶石、控制感染或饮食管控（metabolic evaluation, chemolysis, infection control, behavioral re-adjustment）等预防复发。

2. 清石复查（clearance review）

B超和KUB常用，也可应用低剂量CT（low dose CT，LDCT）。如有残石，需定期跟踪了解残石变化；及时处理避免结石相关事件，如药物溶石、体外碎石或再次取石。

3. 支架问题

凡是放置支架者应建立登记（registry），根据情况按时取出或更换，避免滞留或遗忘。

4. 其他随访（other）

具有结石以外目的的手术，如狭窄或肿瘤等，应设定相应复诊随访计划。

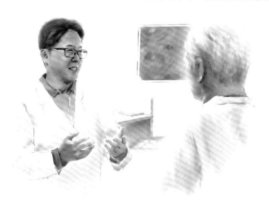

图 5-3　门诊复诊

第二节　经皮肾镜手术的并发症及对策

经皮肾镜手术并发症（complications）并不少见，可来自病变（复杂性结石、狭窄、UTUC等）、患者（性别、年龄、合并症、合并尿路感染或肥胖等）和方法（指导方式、入路选择、扩张手段、操作工具等）等方面。经皮肾镜手术也是临床经验和训练水平高度依赖的技能，即使熟练操作者也有发生并发症的可能。同时，并发症的种类形式多样，严重程度不一、发生时间也不同，与操作的全过程均有相关性。

一、并发症的分级

经皮肾镜手术并发症分级（grading/classification）沿用公认的普外科围手术期并发症评价方法，即 Clavien-Dindo 系统（表4）。

表4　手术并发症分级（Clavien-Dino 系统）

级别		定义
1		对手术或术后正常过程的任何偏离，但无需治疗性药物或其他干预。可允许的治疗包括药物（止吐、退热、止痛、利尿和补液等）和理疗。伤口感染、床边引流也纳入本级
2		需用1级并发症允许以外的药物；包括输血和全胃肠外营养
3		需要手术、内镜或介入再次干预
	3a	干预无需全麻
	3b	干预需要全麻
4		威胁生命的并发症（包括 CNS* 并发症）需 ICU 支持
	4a	单一器官功能不全（包括透析）
	4b	多个器官功能不全
5		患者死亡

* CNS：中枢神经系统

注意：尽管上述分级在外科手术并发症得到广泛应用，诸如 PCNL 术后二次经皮取石、再次输尿管镜探查或附加体外碎石是复杂结石整体治疗的一部分，不属于并发症范畴。因此，此系统在经皮肾镜手术中需进一步分析。

二、并发症的类型及对应

穿刺、建立通道是经皮肾镜手术的关键，也是并发症最集中的阶段；术中操作可有副损伤。并发症发生的时间主要在术中或术后短期，少数见于术后较长时间，甚至出院后，按照时间分为术中和术后并发症（本节特指2级及以上并发症）。

1. 术中并发症

在操作过程中发生的，一般指麻醉开始到病人返回病房之前，如出血、肾脏或周围器官损伤等。

（1）出血（hemorrhage）：操作各个阶段均可发生，严重出血并不少见，包括①穿刺出血：直接刺入血管或血运丰富的肾实质。②扩张出血：过浅，肾实质未有效压迫；过深，可损伤对侧肾实质。③肾实质损伤：穿刺及扩张未通过最佳路径，如进入肾柱，即使成功建立通道，也极易出血。④操作中出血：撕裂肾实质或盏颈，内镜摆幅过大、激光或弹道等能量器械直接损伤（图5-4）。

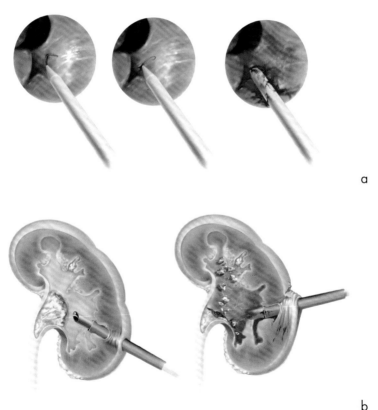

a

b

图 5-4 肾实质损伤
a. 扩张过深；b. 暴力撬动

81

单纯穿刺很少严重出血，但干扰指导，尤其是 B 超。如穿刺出血明显，应避开该位置。出血的相应对策：①接受训练达到精准穿刺。②判断扩张深度：如过浅，操作鞘到位就可压迫止血。过深且出血较严重，可暂停操作以扩张器压迫，待减轻或止住后再直视下后退，争取返回集合系统。③肾柱内常出血剧烈，该通道应避免继续使用；放造瘘管压迫，另建通道。④各种情况造成的肾实质损伤或盏颈撕裂，如出血量大，要判断静脉性还是动脉性出血；前者暂停、压迫多可控制，后者终止手术，补液补血，甚至介入治疗。

　　（2）通道丢失（access loss）：扩张时脱离集合系统或操作中鞘管滑脱（图 5-5）。原因包括：导丝硬度不佳，未沿导丝自然方向扩张；导丝位置不佳，扩张深度不足；操作经验不足，移动幅度过大，发生扩张偏离或已到位的鞘管滑脱。相应对策：选择适合硬度的导丝；接受训练，取得合理的穿刺部位和导丝位置，扩张方向合理；操作时发生鞘管脱出，如不伴活动性出血，试行镜下寻找，但时间不宜过长而造成大量冲洗液外渗。如寻找困难，宜重新建立通道。安全导丝可发挥重要作用。

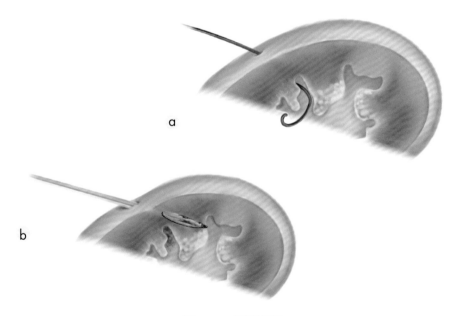

图 5-5　通道丢失
a. 穿刺导丝置入肾盏；b. 扩张偏差，导丝脱落

（3）集合系统损伤及尿外渗（perforation & extravasation）：扩张过深或操作不慎等不仅容易丢失通道，还会造成集合系统破损或穿孔，灌注液外溢和尿外渗（图5-6）。一旦发现，需评估影响。破损不大仍可继续操作，但要控制灌注压、及早结束手术。如损伤严重，宜终止操作、放置引流，待二期手术。

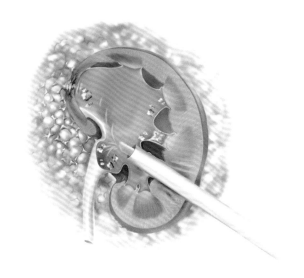

图 5-6　集合系统损伤尿外渗

（4）邻近器官损伤（adjacent organ injuries）：肾周围毗邻器官多，胸膜、结肠损伤最多见，肝脾、十二指肠等偶有报告。器官损伤常为术中发生、术后发现，X线指导仅显示集合系统，发生损伤的几率高于B超指导。损伤与穿刺和扩张路径密切相关。

脏器损伤多因临床表现而发现，如引流液性状、胸腹部症状体征以及全身状况等。未引起呼吸和循环障碍、严重出血或腹膜炎的可保守治疗，必要时采取相应外科或重症监护等补救方式。胸膜损伤可伴发气液胸，影响呼吸和循环；少量积液可观察或单纯抽吸，量大则行胸腔闭式引流。腹内空腔脏器损伤最常为结肠（colon），需区分腹膜外还是腹膜内，前者可在确保集合系统引流通畅的前提下，将造瘘管退至肠腔；待集合系统与肠腔间愈合后，造影证实后拔除造瘘管（图5-7）。如为腹膜内型损伤，需开腹手术补救。肝脾损伤也需区分具体情况，引发出血或腹膜炎者开腹探查。

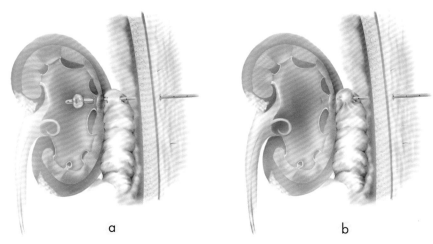

图 5-7　结肠损伤（腹膜外型）

a. 造瘘管穿过结肠；b. 造瘘管退至结肠（气尿分离）

（5）误入大血管（major vessel intrusion）：直接误入粗大静脉不多见，表现为通道建立后即出血，镜下探查视野不清，加大灌注后可见拟似集合系统的分叉结构，但无乳头结构、内壁光滑且各分支均可出血。有时在退镜过程中发现肾实质中大血管断端。尽管静脉压力低、压迫有效，但大量灌注液直接进入循环。为避免严重出血、循环紊乱或感染风险，宜立即退出血管、及早结束操作。

　　另一少见情况是因出血终止手术、放置的支架或造瘘管误入主要静脉、甚至进入下腔静脉或右心房（图 5-8）。宜 X线监视下尽快回撤至集合系统，未有大出血的报告。

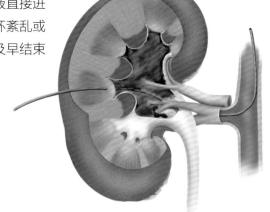

图 5-8　造瘘管进入下腔静脉

2. 术后并发症

发生在返回病房后的监测阶段，甚至出院后，包括术后感染、延迟出血、结石残留以及各种原发病变的复发。

（1）尿路感染、尿源性脓毒症（urinary infection & urosepsis）：即使经过术前准备及抗感染，术后发热并不少见。少数病例发生尿源性脓毒症，除高热、寒战，还伴有休克或精神症状，是所有 PCNL 并发症中致死性最高的。

除严格的无菌操作，术前对感染的高危因素需有所预判，包括结石情况、感染状况、免疫状态和其他合并症等，围手术期合理使用抗生素，控制手术时间（< 90 分钟）和灌注压力，及时对尿液性状和患者状态进行判断，保持引流通畅、高度重视感染指标和生命体征。一旦出现重症感染征象，立即积极抗感染、抗休克，及时转入 ICU 全面支持治疗（图 5-9）。

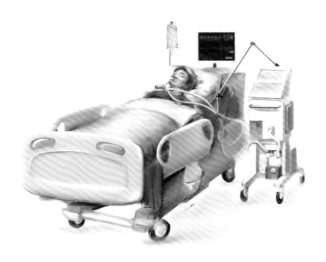

图 5-9　术后重症感染

（2）延迟出血（delayed hemorrhage）：发生率约 1%。与常见的术后出血或血尿不同，延迟出血多见于术后 7~10 天，表现为突发严重血尿或造瘘管出血，量大、可伴循环改变、血色素下降、膀胱血块填塞等。出血可呈间断性，尿色有时甚至完全转清但会再次出血，与术中损伤或感染侵蚀形成假性动脉瘤破裂（pseudo-aneurysm）或动静脉瘘（arteriovenous fistula）相关（图 5-10）。保守治疗（间断夹闭造瘘管、卧床、输血补液）效果不佳时，及时采取肾动脉造影及选择性动脉栓塞。肾切除是在条件不具备时的被迫选择。

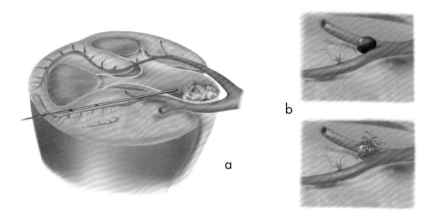

图 5-10　术后延迟出血
a. 穿刺擦伤叶间动脉；b. 假性动脉瘤形成及破裂出血

（3）结石残留（residual fragments）：PCNL 术后清石率（stone free rate，SFR）定义为完全清石或存在 < 4mm 的非临床意义残片（clinically insignificant residual fragments，CIRFs），评估 SFR 一般采取 B 超、KUB 或 CT，其中 CT 准确，但辐射大、有高估争议。PCNL 总体 SFR 为 90% 或更高，与医生经验水平、结石性质、器械设备等相关。然而，无症状、非感染和非梗阻的 CIRFs 见于 70% 的大体积结石 PCNL 术后病例中，长期观察显示近半数 CIRFs 发生需干预的结石相关事件，其作为复发核心可致梗阻、疼痛和感染，或成为细菌寄居地和尿路感染的温床。不过，SFR 及残石的准确定义仍有争议，还存在不同时相的 SFR，包括即刻、术后 1 月或 3 月等。当确认残石存在，应采取积极监测、药物溶石或排石、体外碎石、二次经皮或逆行输尿管镜取石等。即使结石完全清除，高复发风险的患者也应长期随访，条件允许下进行生活方式或药物等干预。

（4）其他情况：除结石外，经皮肾镜手术的治疗对象还包括狭窄、肿瘤、憩室和肾盂旁囊肿等，这些适应证各具特点（详见第七章），需相应复查和随访。

第六章
经皮肾镜手术的演变

自 PCNL 建立以来，经皮肾镜手术经历数十年发展，在许多方面发生迭代与改良，涉及体位、指导、入路、通道、能量、引流、残石处理和多镜联合等多个方面，对操作和疗效产生了深远影响，本章节就若干关注热点探讨。

第一节　体位的变化

经皮肾镜手术诞生后，俯卧位以其经典地位保持至今，优点包括腰背部良好暴露，穿刺范围宽阔；X 线或 B 超均可指导；皮肾距离近、肾脏活动度小等。然而需搬动转换体位，不利于麻醉师管理或应对突发意外，胸腹压迫影响心肺功能，受压部位和眼部存在风险，（如 X 线指导）接受辐射较多，难于同时逆行操作等等。针对此方面，临床上进行多种体位调整（changing positions），同时也推进了一些新型的临床应用。

一、变化的俯卧位

在俯卧位（prone）基础上的变化主要目的是如何更利于穿刺和增加操作的便利性，或者达成顺行和逆行同时操作。

1. 折刀俯卧位（flexed prone）

麻醉成功后取俯卧位，利用手术床可弯折的特点使背部拱起，扩大操作空间、避免臀部潜在阻挡，肾脏向下移位利于建立下盏入路。然而此体位加大腹部压迫，增大心肺影响，如气道阻力增加、回心血量降低（下腔静脉受压）。

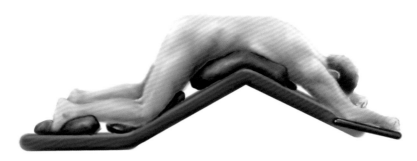

图 6-1　折刀俯卧位

2. 分腿俯卧位（split-leg prone）

在标准俯卧位基础上双下肢分开、显露会阴，允许同时顺行（经皮）和逆行（输尿管镜）操作。此体位下，女性患者逆行操作可直接进行，如插管或输尿管镜等。男性患者逆行操作可选用软性膀胱镜插导丝，进而引导软性或硬性输尿管镜上行；另一种方法是将手术台尽量升高，硬性膀胱镜或半硬性输尿管镜直接经尿道逆行操作，经皮肾操作时手术台再降低即可。

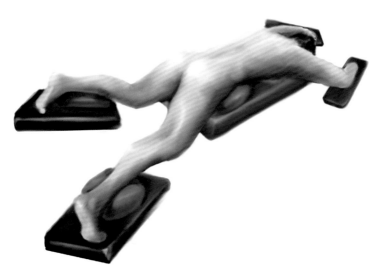

图 6-2　分腿俯卧位

二、侧卧位

侧卧体位（lateral）与泌尿外科熟悉的开放手术体位相同，在无法承受俯卧位的患者中尝试取得成功，如过度肥胖、脊柱后弯或其他因素。侧卧时，过度肥胖者的腹部向前方外移，利于通气和全麻管理，即使椎管内麻醉也可很好进行。虽然此体位下 C 型臂牛眼征或 X 线三角法均可行，但辐射大；B 超是较好的指导方式选择。

1. 完全侧卧位（lateral decubitus）

截石位逆行插管后再搬动患者改为侧卧位，与上尿路开放或腹腔镜手术体位相同。腰部摆放对准手术床的腰桥，以约束部件或胶带固定，适当托起扩大腰部操作空间（图 5-3）。

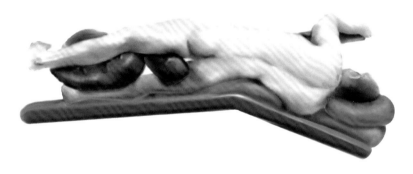

图 6-3　侧卧位

2. 改良侧卧位（modified lateral）

患侧臀部垫起、盆腔抬高 45°，转动上身呈完全侧卧，双臂前伸。患侧下肢略前屈外旋，健侧下肢尽量外展显露会阴部。如此腰部有充分空间，允许同步逆行操作。但 X 线应用依然困难，脊柱扭转大，适合病例有限。

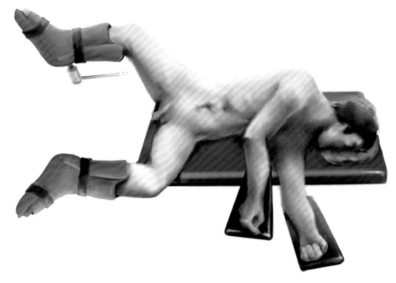

图 6-4　改良侧卧位

三、仰卧位

仰卧位（supine）出现早，但 20 年后才逐渐得到认可，推测是因为在此体位下 X 线指导不易实施。完全仰卧位报告很少，更多的是患侧垫高的斜仰卧位，习惯上都称仰卧位。与俯卧位相比，仰卧位具有诸多优点，如摆放简单、省时省力；胸腹无压迫，全麻可用喉罩，麻醉管理方便安全；穿刺点更靠腹侧、避开腰部肌肉对肾镜的约束；肾盂压低、减少液体吸收；医生工作强度降低，冲洗碎屑顺畅；没有腹部受压所致的结肠无后外位移，损伤几率更低。但也有认为仰卧位存在一定不足或挑战，如腰部暴露欠充分，建立多通道受限；难于牛眼征 X 线指导；穿刺和扩张时肾脏游动度较大等。

1. 单纯斜仰卧位（valdivia supine）

截石位逆行插管后恢复平卧，移动患者使患侧接近床边，腰部下方放置支撑抬高患侧约 20°~30°，手臂伸向健侧，双腿侧弯或交叉（图 6-5）。

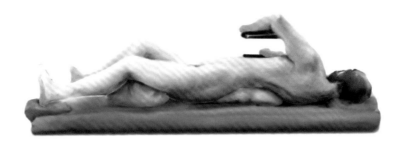

图 6-5 仰卧位

2. 腰肋悬空斜仰卧位（flank-free supine）

与上述摆位基本相同，区别在于支撑垫（沙袋或水袋等）分别置于肩下及臀下，腰部区域悬空留出更多操作空间（图 6-6）。

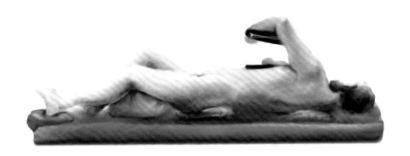

图 6-6 腰肋悬空斜仰卧位

3. 分腿斜仰卧位（Galdakao-modified Valdivia position）

躯干整体平移靠近床边，肩下和臀下放支撑垫，使其与床面呈 20°~30°。双下肢置于腿架上，患侧适当降低平伸，健侧屈曲外展。如此，会阴及腰部均留出操作空间，可允许顺行和逆行同步操作，无需术中变动体位（图 6-7）。

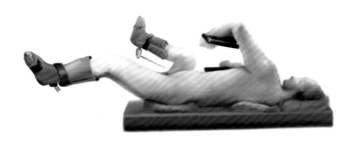

图 6-7　分腿斜仰卧位

注意：除俯卧位外，其余体位 C 型臂牛眼征方式穿刺均较困难。B 超与 X 线联合具有优势，即超声指导穿刺，X 线确认穿刺是否成功、导丝位置是否合适以及扩张是否到位等，手术结束前还可评估疗效。

第二节　通道的变化

在 PCNL 早期，通道粗大、危险性高，建立额外通道更增加难度和并发症可能。在设备器械进化和操作技术成熟的背景下，建立通道都得以不断优化（changing access），包括肾镜、通道口径和数量等。

一、通道口径

PCNL 中通道的口径变化（changing size）无疑最为显著，从初始的 30Fr 逐渐缩小，这种变化与内镜不断小型化和微型化（miniaturization）关系密切。专用或自制的器械和设备有着各自适应证，在保证疗效的同时降低了并发症的发生率和住院时间，改善了患者生活质量。然而通道变小也存在手术时间延长（清除碎屑受限，需更加细碎）和肾内压力增高等潜在风险，同时视野、灌注、操作等方面也带来变化。

在 PCNL 中相继出现一系列因通道口径大小而冠名的术式，如标准 PCNL（standard PCNL）、微通道或微造瘘 PCNL（mini-PCNL/mPNCL）、超微 PCNL（super-mini/ultra-mini PCNL，SMP/UMP）、细 微 PCNL（micro-PCNL）等（表 5，图 6-8）。但这些命名一般为习惯性表述，尚未严格定义。

表 5　不同通道口径的 PCNL

名称	英文名称	通道口径	处理结石大小
标准通道	standard	22~30 Fr	所有复杂结石
微（小）通道	mini-	16~20 Fr	所有复杂结石
超微通道	ultra mini-/super mini-	11~14 Fr	< 2~3cm
细微通道	micro-	4.2~4.85 Fr	< 1.5cm 或辅助清石

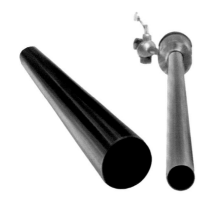
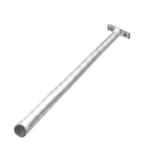

图 6-8　不同口径的操作鞘：30、22、16Fr

1. 标准通道（22~30Fr）

所有扩张工具均可达成。目前，30Fr 大通道的应用明显减少，22~24Fr 通道可很好匹配硬性肾镜及超声碎石，成为标准通道的主流。

2. 微（小）通道（16~20Fr）

mPCNL 的命名虽来自欧洲，该术式开创性和规模化应用是在中国。20 世纪 80 年代中期，吴开俊、李逊等以输尿管镜替代硬性肾镜，配合气压弹道，达到与标准通道同样的手术效果。随后激光投入应用，经皮肾造瘘套件中的剥皮鞘用作操作鞘，节省了费用。

李逊被誉为中国式微创经皮肾镜取石术（Chinese MPCNL）的代表，不仅将操作标准化，还进行了肾镜小型化。在 8.5~12Fr 硬性输尿管短镜的基础上改进，形成专用的李逊镜：22cm/12Fr/12°，工作通道 6Fr，镜体上有标志性的指环（图6-9）。由于短小灵巧，减低了俯卧位持镜的疲劳，提高了手术效率。目前 mPCNL 在临床中应用广泛，包括但不限于李逊镜，通道以 16~18Fr 为主、适于各种体位。

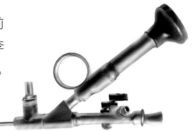

图 6-9　李逊镜

3. 超微通道（11~14Fr）

近来快速发展的 PCNL 技术之一，以 Desai 的 UMP（ultra-mini PCNL，UMP）和曾国华的 SMP（super-mini PCNL，SMP）为代表。

（1）UMP 由 3Fr 超细肾镜（光纤式光学视管）、7.5Fr 内鞘、11Fr 或 13Fr 外鞘和闭孔器组成（图 6-10）。钬激光碎石，再通过逆行输尿管导管人工冲水联合外鞘内壁的灌注将碎屑冲出。适于 2cm 以内的肾结石或输尿管上段结石、软性输尿管镜失败的肾下盏结石、或作为标准 PCNL 的辅助通道。优点是通道小、出血少，清石率高于逆行软镜，降低费用。但应注意肾盂内高压及感染风险；此外，当结石落入输尿管较深处时，处理较为困难。

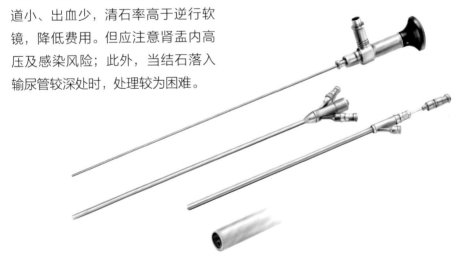

图 6-10　UMP

（2）SMP 由 4.2Fr 肾镜（光学视管）、8Fr 内鞘、12~14Fr 外鞘和闭孔器组成，工作通道 3.3Fr（图 6-11）。SMP 改变了灌注模式，通过双层外鞘的头端侧孔注水、外鞘中央回流形成涡流，便于冲洗清石。同时，外鞘尾部可连接负压，清石效率提高的同时降低了肾盂内压，处理肾结石可达 3cm。

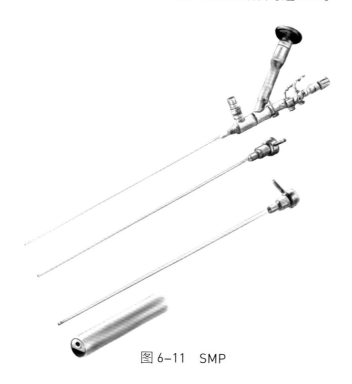

图 6-11　SMP

4. 细微通道（4.2~4.85Fr）

也称针式肾镜或可视肾镜（图 6-12）。光纤内镜置于穿刺针鞘内，但须在 B 超或 X 线指导下穿刺，随即直视观察是否成功；在光纤内镜旁置入激光光纤，可直视下碎石（不宜超过 1.5cm）。另外，穿刺成功后可直视调整或局部碎石扩大空间，获取更好的导丝放置，辅助通道安全扩张。临床应用的内镜如下所述。

（1）全可视针式肾镜（all-seeing needle）：穿刺针外径 4.85Fr，后接三通道接头，分别接入光纤内镜、200μm 碎石光纤和冲洗灌注。

（2）针式肾镜辅助内镜手术（needle perc assisted endoscopic surgery, NAES）：李建兴研发。工作长度 15.2cm，4.2Fr，后端放射状排列三个通道，分别容纳或连接光纤内镜、灌注管路和激光光纤。

（3）自制针式肾镜（home-made needle assisted percutaneous surgery）：张军晖和陈永骞建立，以现有材料组装形成，包括 16G（4.8Fr）经皮肾穿活检针、两个 Y 型三通相互连接形成三个通道，分配给光纤内镜、灌注和 200μm 激光光纤。

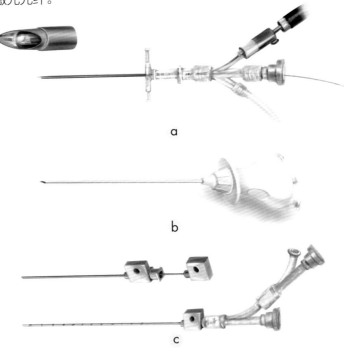

图 6-12 "可视"针式肾镜
a. all-seeing needle；b. NAES 穿刺针；c. 自制针式肾镜

注意："可视"容易引发歧义，实操中穿刺需 B 超或 X 线指导，穿刺后通过针鞘内的光纤内镜直视辅助或操作。

注意：针式肾镜的穿刺针硬度不如其他刚性肾镜，穿刺出血也可导致视野不清，在集合系统内调整方向有时未必能够达成。另因口径细微，所有针式肾镜都无法直接清石。

二、通道数量

PCNL 为复杂上尿路结石的一线治疗，因结石数量和分布各异，单通道清石往往难于满意，尤其是鹿角状结石。为此，常以增加通道辅助（changing numbers）。然而，多通道增加手术难度和并发症可能，尤其是出血。因此，如何以最少通道的数量获取最大程度的清石（minimize the number of tracts & maximize the stone clearance）是临床热点之一。

1. 标准通道结合顺行软镜（standard tract + antegrade flexible scopes）

标准通道具有口径大、肾内压低、清石快等优势，但粗大肾镜和鞘管在肾内活动受限，尤其相邻盏。以软性肾镜或软性输尿管镜经通道进入硬镜难于触达的肾盏，不失为一种减少通道数目的良好手段（图 6-13）。

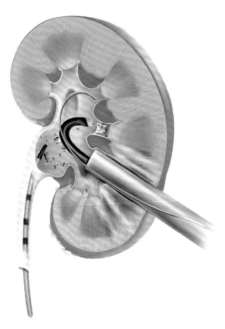

图 6-13 经标准通道的软性肾镜取石

2. 标准通道与微通道组合（single standard tract + mini-tract/s）

因解剖、操作或器械等限制，顺行软镜未必能处理相应肾盏；而且操作者并非均配备齐全或全面掌握技能，额外增加微通道是常用选择（图 6-14）。经标准通道清理结石主体，穿刺结石所在肾盏建立微通道（16~18Fr），以更细的输尿管镜碎石取石。

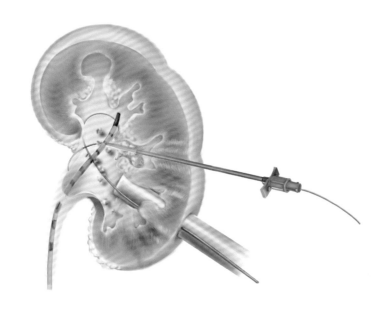

图 6-14　额外微通道

3. 多个微通道组合（multiple mini-tracts）

尽管通道口径减小，mPCNL 仍达到标准通道的治疗效果。当单一微通道难于覆盖肾内结石时，可额外增加微通道。微通道有更大探查自由度，有利于控制通道数量，降低了出血风险。采取单个套件也可完成多通道手术，即以第一通道碎石后放置临时造瘘管，退出操作鞘，然后建立第二通道（图 6-15）或更多通道，节省费用。

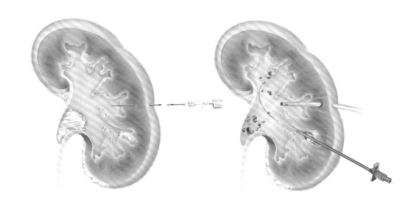

图 6-15　单套器械建立多个通道

4. 一个主通道 + 细微穿刺辅助（single tract + micro-port/s）

适于结石分散、局部残余负荷不大的病例，包括（穿刺）针、导丝和针式肾镜辅助等（图 6-16）。主通道可为标准通道或微通道，其余均为穿刺针级别的细微通道。

（1）针辅助清石（needle assisted clearance）：即穿刺结石或残石所在的肾盏，利用穿刺针将肾盏内结石推出。

（2）导丝辅助清石（wire assisted clearance）：针辅助难于奏效、残石不大时，可插入 J 型导丝。利用导丝前端的弯头增大推动的面积和力度，将结石推出肾盏。

（3）针式肾镜辅助清石（needle scope assisted clearance）：利用针式肾镜穿刺进入结石或残石肾盏，直视下激光碎石，将碎屑冲入肾盂，经主通道清除。

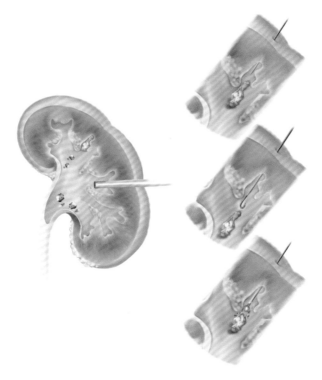

图 6-16 细微通道辅助清理残石: 针辅助; 导丝辅助; 针式肾镜辅助

5. 顺行肾镜及逆行软镜组合 (antegrade + retrograde)

此技术属于双镜联合范畴, 即利用逆行软镜进入肾脏, 将顺行各种肾镜难以取到的结石移至可及之处, 避免建立额外通道 (参阅第七章)。

第三节 指导的变化

影像指导是经皮肾技术不可或缺的, 在精准穿刺和通道扩张步骤中, X 线和 B 超占主导, 然而二者均需较长的学习过程。近来科技发展迅速, 在经皮肾镜手术的定位穿刺这个关键步骤中试图有所突破 (changing guidance), 可大致分为两类, 即利用内镜可视手段辅助建立通道和新型的指导方式。

一、内镜指导建立通道

内镜指导建立通道（endoscopically guided access，EGA）本身并非影像指导的替代，而是利用内镜可视化地确认是否穿刺成功、导丝合理位置和通道建立的过程，分为逆行和顺行两种。

1. 逆行内镜指导（retrograde EGA）

在软性输尿管镜快速发展的基础上演变而来，被冠以"眼见为实（seeing is believing）"，具体如下：摆放双镜体位，软镜逆行进入肾内集合系统的后组目标盏。X 线或 B 超指导穿刺目标盏，软镜直视确认刺入的针尖或顺行置入的导丝；还可利用抓取工具（如取石篮）将导丝顺行牵出目标盏进入肾盂或输尿管（图 6-17），随后的扩张置鞘也均可在软镜直视下完成。由于提供足够的扩张深度，此方法增加了通道建立的安全性，同时减少了患者及医务人员 X 线暴露，适于难度大病例，如鹿角状结石。然而，软镜在中组和上组肾盏的观察

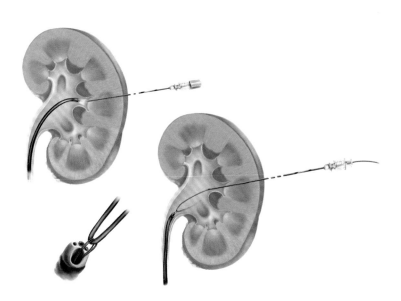

图 6-17　逆行内镜辅助：软镜监视下拖曳导丝

和操作较容易，下组入路的辅助难度大；如目标盏内结石充填需先行软镜激光碎石建立空间，手术时间延长；另外，当遇到穿刺或扩张出血，视野也难于清晰。

2. 顺行内镜指导建立通道（antegrade EGA）

利用针式肾镜进行辅助，即在 X 线或 B 超指导下穿刺目标肾盏后，光纤内镜直视下确认并调整位置，为放置导丝和扩张提供辅助。如肾盏充满结石，可导入激光碎石获取更大空间，将导丝置于合理位置。

在此介绍张军晖等利用自制针式肾镜指导球囊扩张建立通道的顺行 EGA，称为全程可视球囊扩张建立皮肾通道（all-seeing renal access with balloon dilation，ARABD），步骤如下（图 6-18）。

（1）针式肾镜穿刺：B 超指导下 16G（4.8Fr）穿刺活检针穿刺目标盏，取出针芯，针鞘尾端连接 Y 型三通，灌注下置入光纤内镜，直视下移动针尖越过盏颈进入肾盂或到达 UPJ。

（2）放置双导丝：退出光纤内镜，针鞘内置入两根 0.0635mm（0.025"）斑马导丝（16G 针可容纳）进入输尿管或盘曲在肾盂内，随后退出针鞘。

（3）放置球囊导管：8Fr 筋膜扩张器沿工作导丝预扩张，推送 7Fr 球囊导管，深度参考针鞘撤出时测量的长度。

（4）调整导管位置：撤出工作导丝，球囊导管尾部接 Y 型三通，插入光纤内镜、连接灌注，直视下后撤导管，使其头端位于目标盏内（可避免扩裂盏颈）。

（5）加压扩张通道：球囊缓慢加压扩张至 20atm 或更高，然后沿球囊置入操作鞘，直至直视下观察到管鞘头端，即表示放置到位。

（6）完成通道建立：保留安全导丝和操作鞘，球囊导管和光纤内镜一同撤出，完成通道建立。

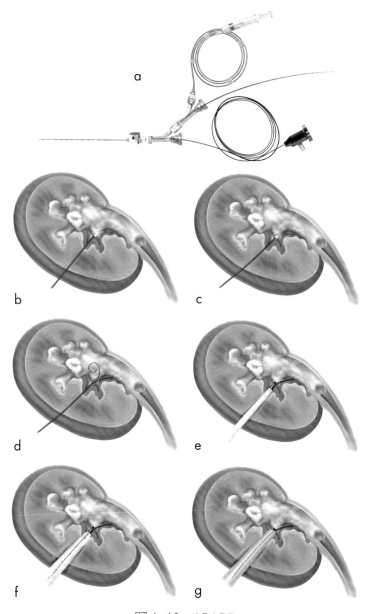

图 6-18 ARABD

a. 自制针式肾镜：16G 穿刺针、灌注、光纤内镜；b. 穿刺肾盏；c. 直视调整针尖至 UPJ；
d. 放置双支斑马导丝；e. 推送球囊导管；f. 直视调整导管及扩张；g. 直视置鞘

球囊导管是一种快速安全建立通道方法，但需 X 线监视全过程，B 超难以清晰显示球囊扩张状态及深度。上述方法仅穿刺目标盏时需要影像指导，其他步骤均可在直视确认完成，包括调整穿刺深度、放置双导丝、放置球囊导管及扩张，以及放置操作鞘。这些步骤的可视化，使操作精准、快速、安全，缩短了学习曲线。

二、基于新技术的指导方式

经皮肾镜手术的精准穿刺和通道建立需较长的学习曲线，为克服此瓶颈进行了多种新型尝试，其中相当内容仍处于临床前期的试验阶段。

（1）Uro DynaCT：DynaCT 习惯称为大 C，即 C 型臂形状的大型平板式 X 线设备，锥形射束产生的图像可达 CT 级别清晰度，多用于血管造影。Uro DynaCT 是为泌尿内镜手术的改进版，在 PCNL 中提供快速、多角度、0.5mm 横断面扫描；投射的十字交叉指示光与三维重建预设入路的位置和方向相重叠，提供精准穿刺指导；同时减少 X 线暴露，并可即刻了解残石情况，但需特殊空间且价格昂贵。

（2）iPad 辅助经皮肾通道建立（iPad assisted percutaneous renal access）：术前 CT 和 PCNL 时穿刺部位粘贴体表标记物，并摆放完全一致的体位。术中 iPad 生成虚拟图像，通过标记物指导校对达到穿刺辅助，也称为基于标记物的跟踪系统（maker-based tracking）。因呼吸运动和身体形变等，可靠性尚不稳定。

（3）电磁导航系统（electromagnetic tracking，EMT）：通过发生器建立局部磁场，感应并显示配有传感器的穿刺针，指导穿刺操作。

1）叠加法（overlap）：感应探针为针芯插入 16G 穿刺针，在专用超声设备上进行图像叠加。需专用设备和器械，价格较贵，要有训练且存在一定偏离。

2）会师法（rendezvous）：肾脏逆行插入特制输尿管导管，调整带有感应器的头端进入目标盏，以配有感应器的穿刺针在可视化软件引导下进行会师性穿刺。经进一步改进，此 EMT 方式被认为更具临床应用前景。

（4）光学跟踪（optical tracking）：在标准 B 超探头上方加装双筒望远镜式的光学跟踪器，实时读取穿刺操作，与同步超声图像预设的穿刺方向和深度进行校准，指导实际操作。此技术已通过美国食品药品管理局局（FDA）批准，在提升临床医生 B 超定位穿刺能力上表现出优势。

（5）穿刺机器人（puncture robot）：主要是融合类似工业机械手臂和外部控制的装置，在标准或新型的指导方式下穿刺，目前仍处于试验阶段（图 6-19）。

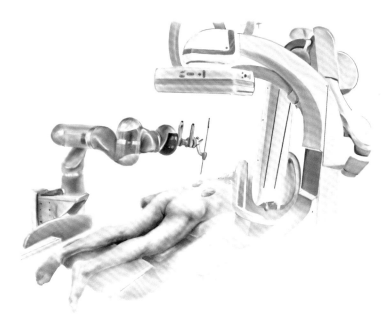

图 6-19　穿刺机器人示意图

第四节　引流的变化

经皮肾镜手术操作结束后，为达到引流、支撑、压迫止血或为再次手术预留通道等目的，通常在集合系统内放置肾造瘘管和 / 或输尿管支架。留置往往造成术后疼痛等不适或并发症，且放置不同口径和数目（多通道）的造瘘管是否引发不同临床结局也存在争议。因此，术后引流方式经历变化（changing drainage），甚至对是否常规留置也提出挑战。

一、肾造瘘管的大小与数量

既往认为肾造瘘管可压迫止血，因此口径应与通道相接近，如 24Fr 通道放置 20~22Fr 造瘘管。但临床研究显示，造瘘管的口径与术后出血无明显关联，反而与术后疼痛和止痛药剂用量相关，8~10Fr 造瘘管同样能达到可靠的引流，同时降低了疼痛。

作为处理复杂肾结石的一线治疗方式，PCNL 经常采取多通道。诸如完全性鹿角状结石病例中，通道数目可多达 5 个或更多。结束操作时，术者常在每个通道内均留置肾造瘘管。但留置的目的为引流和再次清石，对大多数清石满意的病例，1~2 支造瘘管足以达到相同效果。

二、无管化

无管化（tubeless）PCNL，泛指 PCNL 术后不留置引流，主要是指肾造瘘管。肾造瘘管被认为引流更确切（距离近）、通道压迫止血、或预留二次进入。然而，证据显示仅输尿管支架对大多数 PCNL 病例就可达到有效引流。在控制出血方面，静脉出血或渗血形成血块足以产生压迫止血；动脉性出血即使造瘘管压迫也难以奏效。另外，肾造瘘管与皮肤创口固定，而肾脏随呼吸移动，被认为是术后疼痛的主要因素，甚至有增加出血的可能。临床资料显示，在控制条件下减少留置或不留置并不增加并发症的发生，因此无管化 PCNL 近年来明显增加。

1. 无管化与完全无管化（tubeless vs. total tubeless）

前者为不留置肾造瘘管，后者意味着既不留置肾造瘘管也不留置输尿管支架。尽管存在对肾造瘘管的质疑，无管化仍限于相对简单的病例，临床上推荐的指征如下：术中无明显出血或集合系统损伤；非感染性结石或未合并肾内感染；无明显残石或无需二次经皮探查等。完全无管化的目的是进一步消除支架相关的尿路刺激、返流或感染的并发症，还可免除膀胱镜取支架的痛苦。理论上，只要输尿管未受干扰，且无需二次进入的 PCNL 都可考虑完全无管化，但实际执行更加严格。

2. 无管化的替代形式（alternatives to tubeless）

因经验和训练不同，采取无管化 PCNL 往往较为谨慎。基于此，临床上常采用变通方式（图 6-20）。

（1）电凝止血（coagulation）：通道被认为是出血最常见部位，为降低无管化出血风险，结束前保留安全导丝、同步缓慢回撤操作鞘与肾镜，如发现活动出血以柱状电极直视电凝止血。

（2）通道止血剂（tamponading coagulant）：退出操作鞘时同步注入纤维蛋白胶或止血明胶等止血剂，可同时起到封堵作用，但要避免凝胶进入集合系统形成继发性梗阻。

（3）利用支架尾丝（tether）：顺行放置支架，将其尾端（肾盂端）的尾丝保留并经通道引出，敷料包裹贴于皮肤外、不留造瘘管。无并发症情况下，3~7 天牵拉尾丝经腰拔除支架，同样免除膀胱镜取管。如必要，牵引尾丝将支架尾端拉出皮肤，即转变为造瘘管。

（4）输尿管导管（catheter）：逆行和顺行均可。在编者单位，无管化病例去除鞘管后通道压迫止血并直接缝合，同时保留逆行输尿管导管替代支架，远端引出体外与 Foley 尿管固定，1~3 天与尿管一同拔除。适于输尿管未受干扰者，既保证引流和观察、缩短了留置，也避免膀胱镜取管。也有报告将 5~6Fr 输尿管顺行放置进入膀胱，尾端经通道引出并包裹于皮下，类似于尾丝方式。

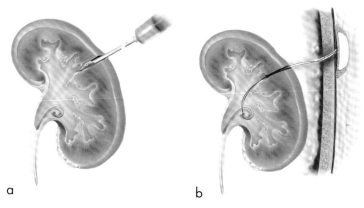

a   b

图 6-20 无管化 PCNL 替代方案

a. 止血封堵剂；b. 保留支架尾丝

第七章
经皮肾技术的特殊应用

随着泌尿腔内技术不断推广和日益熟练，经皮肾技术和手术的适应证日渐扩大，除了结石的复杂病例（如合并马蹄肾或移植肾等），还延伸至非结石性病变。其中虽然有些应用尚具探索性，在一些处理棘手的病例中显示了优势。

第一节　顺逆结合与多镜联合

经皮肾技术主要是顺行处理肾内及近段输尿管的有效方法，随着软性输尿管镜和其他腔镜的不断成熟，顺行和逆行技术相互结合逐渐展开，还开启了多镜联合的治疗模式，包括内镜和腹腔镜的组合。

一、顺行技术的延伸和顺逆技术的联合

经皮肾技术为进入上尿路提供了除经自然腔道以外的额外入路，一些情况下顺行方式能克服逆行技术无法处理的难题。在此基础上，近年来顺行和逆行多种内镜联合处理的困难病例越来越多，下面以若干临床应用为例介绍。

1. 顺行技术辅助放置输尿管支架（antegrade stenting）

因输尿管受压或侵犯，如肿瘤，导致肾积水及患侧肾功能受损，同时患者身体差或局部难以治疗，放置支架是最简单的引流保肾姑息手段，但逆行插支架常不成功。此类病例肾积水明显，虽然经皮引流容易，若顺行放置成功，既可避免长期肾造瘘、改善患者生活质量，也为治疗原发病奠定基础。

（1）腹膜后肿瘤压迫（tumor compression）：恶性肿瘤压迫致输尿管狭窄和肾积水。推荐分腿斜仰卧位，B超和C型臂联合指导。局麻患侧穿刺中或上组背侧盏，注入造影剂后放置导丝。如方向适合，导丝可直接进入输尿管，X线监视下确认导丝顺行通过狭窄进入膀胱，以膀胱镜或输尿管镜将其引出体外，再逆行扩张并放置支架（图7-1）。若穿刺后导丝未能直接进入输尿管，可用特殊弯头导管在X线下引导导丝进入输尿管，或直接建立临时微通道，直视下顺行放置导丝。

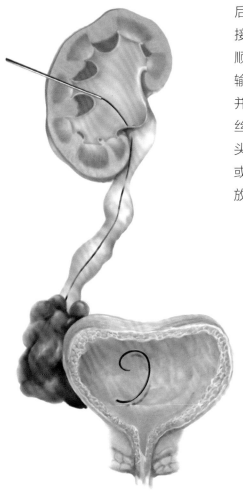

图7-1 顺行技术放置支架

（2）吻合口狭窄（anastomotic stricture）：回肠膀胱病例中，输尿管与回肠膀胱的吻合口狭窄不少见，左侧更好发。通过肠袢逆行寻找吻合口成功率极低，此时可考虑顺行尝试放置导丝（图7-2）。具体操作和上述后腹膜肿瘤病例类似，引出导丝后即可放置支架。

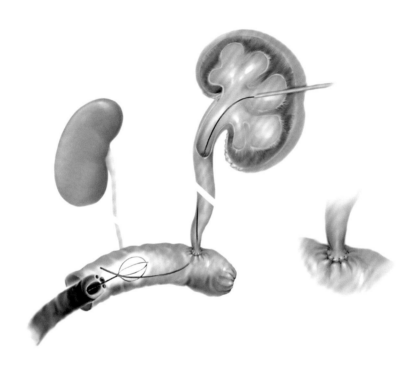

图 7-2　顺行放置导丝通过狭窄的吻合口

2. 顺行处理输尿管狭窄（antegrade management of ureteral stricture）

靠近肾脏或逆行输尿管镜处理困难的输尿管良性狭窄，顺行方式是很好的选择。如上述，肾积水明显、经皮操作容易，肾镜从宽大处下行、视野良好，无论是放置导丝、球囊扩张或内切开都更容易实施。如果狭窄部位距离较远，可更换为软镜顺行下行。以肾盂输尿管连接部狭窄（ureteropelvic junction obstruction，UPJO）为例介绍。

（1）适用范围：UPJO 泛指 UPJ 处的梗阻性狭窄。顺行处理主要针对成形术后再次狭窄和小部分未治疗的先天性 UPJO，肾积水中度及以下者；合并继发结石更适合。先天性病例应除外异位血管的病因。

（2）操作方法：全麻或椎管内麻醉，俯卧位或斜仰卧位、建立标准或微通道，探查及清理结石；通过狭窄放置单根或两根导丝，内镜在 6 点方向顺行全层切开（冷刀、激光或电切）；放置单支或双支支架及肾造瘘。术后注意抗感染，2~5 天去除肾造瘘和尿管（图 7-3）。

（3）术后处理：治疗后按照输尿管狭窄处理的原则随访（参阅《输尿管镜篇》）。

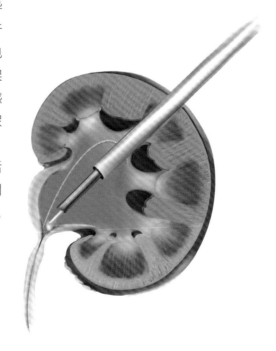

图 7-3　顺行处理 UPJO

3. 双镜联合处理复杂结石（percutaneous & trans-ureteric）

无论是肾内还是输尿管，复杂上尿路结石单方向处理有时难于达到满意清除，此时双向联合（bi-directional）处理可收到良好效果。此方式较普遍，可与 PCNL 同期或二期应用。在另外一些双侧结石的病例中，可施行同期手术中双侧同时顺行和逆行处理。

（1）难以处理的肾盏结石或残石（hard-to-reach calyceal stones or fragments）：针对复杂结石，逆行软镜可配合 PCNL，减少额外通道可能。顺行和逆行组合可包括硬镜和软镜的各种组合（图 7-4）。

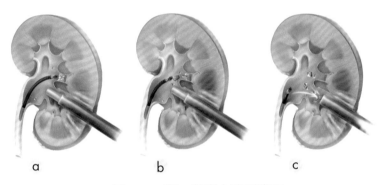

图 7-4　顺、逆配合清理残石
a. 相邻盏软镜碎石；b. 碎屑取出；c. 皮肾通道清石

（2）部分嵌顿性输尿管结石（impacted ureteral stones）：负荷大且停留长的结石刺激输尿管壁，导致炎性息肉增生、管腔迂曲，对逆行操作造成阻碍。近端集合系统扩张、容易建立通道，顺行硬镜或软镜成功率高。如果管壁与结石紧密，可先部分碎开后顺行放导丝，通过缝隙越过结石床；逆行输尿管镜接引导丝，为原位碎石取石建立条件。

（3）双侧结石同时处理（simultaneous bilateral stone removal）：这里指一侧 PCNL 同时对侧 PCNL 或输尿管镜取石。双侧同时 PCNL 宜采取俯卧位，一侧 PCNL、对侧输尿管镜者可应用分腿斜仰卧位。需由经验丰富的两队医生操作，对双侧结石负荷大的病例可减少手术次数。

4. 内镜辅助的输尿管会师（endoscopic ureteral realignment）

输尿管闭锁（atresia/closure）、患者不愿接受开放或腹腔镜重建，腔内难以通过导丝、无法扩张或切开。会师术是此特殊条件下的尝试，术中以 X 线（C 型臂）监视术中双镜对位、以激光相向切开；结合一侧开灯光、另一侧关灯观察，或者反复抽动导丝、对侧观察等确认管腔。一旦在切开的梗阻段寻见导丝，可接引重建输尿管连续性。如可能，建议放置两根导丝，进一步扩张或内切开均在安全导丝基础上进行（图 7-5）。

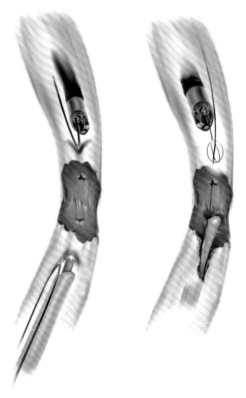

图 7-5　输尿管会师

注意：输尿管会师术仅适于特殊病例，梗阻段不宜超过 1.5~2.0cm。因再通部分不一定是输尿管自有结构，能否脱离支架需个体化处置。

二、其他形式的多镜联合或技术组合

除了上述内镜方案，顺行肾镜或输尿管镜还可与腹腔镜技术联用，如 UPJO 合并结石、盆腔手术并发症等。

1. UPJO 合并肾结石（UPJO with intrarenal stones）

腹腔镜狭窄离断再吻合时，继发结石仅靠腹腔镜往往难于处理。此时，经 trocar 以软镜进入肾盂创口，直视下取石，为同期处理狭窄和结石提供优化的解决方案（图 7-6）。

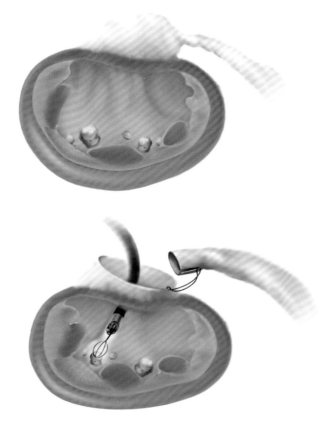

图 7-6　软镜辅助腹腔镜治疗 UPJO 合并肾结石

2. 医源性输尿管损伤（iatrogenic ureteral injuries）

盆腔手术输尿管远段损伤是较常见的并发症，因间接或直接损伤造成输尿管局部坏死、破损、闭塞、甚至离断，如超声刀热损伤、直接结扎或切断。多因术后盆腔或阴道漏尿发现，需行补救性手术，泌尿内镜或腹腔镜处置有可能避免开放手术。

（1）输尿管破损、未离断（partial disruption），伴或不伴漏尿。局部水肿和炎症导致管腔阻塞，输尿管镜逆行难以通过，甚至会扩大损伤。此时，经皮肾穿刺或建立通道，顺行放置导丝至损伤处，逆行输尿管镜在损伤处寻找导丝并拉入膀胱，恢复输尿管连续性（图7-7），建议同时保留肾造瘘，有助于瘘口愈合。

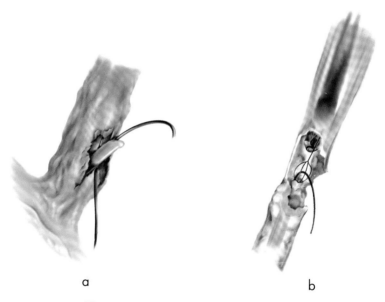

a   b

图 7-7　顺行技术补救输尿管瘘
a. 逆行硬镜寻见顺行导丝；b. 顺行软镜寻见逆行导丝

注意：此方法虽然与顺行放置支架类似，但输尿管瘘多为热损伤所致，局部愈合存在不确定性。如放支架后仍漏尿，则需进一步补救。即使愈合也需关注远期狭窄的可能。

（2）输尿管结扎或完全离断（ligated/detached）。此时，逆行输尿管镜无法找到输尿管近端或只能看到盲端，腹腔镜输尿管膀胱吻合是一种微创选择。因前次手术，游离远端输尿管极有挑战，也是手术的关键。

经皮肾辅助方式如下：斜仰卧位或侧卧位建立皮肾通道，顺行置入软性输尿管镜，直视下行至最低点（接近漏尿处）。腹部穿刺建立气腹、置入腹腔镜及器械至髂窝区。此时来回移动软镜前端或关闭腹腔镜光源，通过寻找活动点或发光点确定输尿管及损伤部位，随即显露游离修剪，行输尿管膀胱吻合术（图 7-8）。

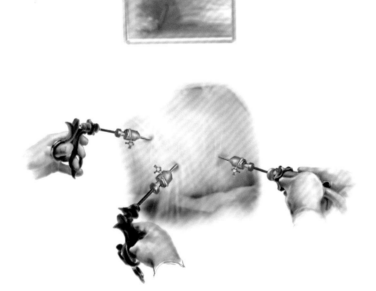

图 7-8　顺行技术辅助腹腔镜，寻找盆腔内损伤的输尿管

三、多镜联合所需的条件和要求

多镜联合的实施对人员、设备、技术和经验有相当要求（requirement）。从上述可见，无论顺行延伸、顺逆结合或其他组合，都是在特定条件下针对复杂病例的治疗方案，需要完备的技术和设备进行（图 7-9）。

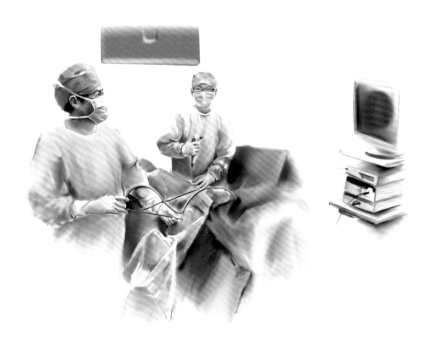

图 7-9 泌尿双镜联合

1. 体位摆放（position）

多镜联合时，要求术者熟悉并预先摆放相应体位，即允许同时顺行和逆行操作，如分腿斜仰卧位或分腿俯卧位。如配合腹腔镜操作，则需采取斜仰卧位或侧卧位。

2. 设备器材（equipment setup）

泌尿顺逆内镜联合最佳配备是两套影像系统，供两个或两队术者同时操作，当然也可交替进行。经皮肾技术配合腹腔镜则须双套设备和团队，除经皮肾镜和腹腔镜及所需器材，还要准备软性膀胱镜、软性和硬性输尿管镜及其耗材，能量设备按需配置。

3. 操作经验（team & experience）

多镜联合覆盖上尿路顺行和逆行的多种技能，甚至腹腔镜操作，对术者掌握技术的全面性和熟练度要求很高。在各项技术组合应用时，不同术者间、术者和助手间的协作配合至关重要，因此建议在有成熟经验的中心开展。

第二节　肾脏囊性病变

内镜处理的肾脏囊性疾病（cystic renal lesions）包括肾盂旁囊肿、肾盏憩室和单纯性肾囊肿等。逆行软镜治疗肾盂旁囊肿和肾盏憩室合并结石的方式在《输尿管镜篇》中有所介绍，然而，部分病例难以仅从集合系统内部处理，经皮肾技术辅助是一种选择。另外，单纯性肾囊肿也可采取经皮肾技术和手术的处理方式。

一、肾盂旁囊肿

按照来源此类囊肿可分为肾盂旁囊肿（parapelvic cyst）或肾窦囊肿，因二者位置基本相同，故统称肾盂旁囊肿。手术指征包括集合系统受压合并积水、疼痛、感染、高血压等，逆行软镜可通过激光切开肾盂或肾盏及囊壁、形成内引流。然而，当软镜在集合系统内部难以确定切开部位时，经皮肾技术可以实施辅助（图 7-10）。

1. 贯穿法（puncture-through）

贯穿法即经皮穿刺贯通囊肿和集合系统。具体方法如下：逆行软镜在集合系统内注水制造人工肾积水；B 超扫查，在同一超声平面内可见囊肿及扩张集合系统；穿刺贯穿囊肿和集合系统；软镜直视下寻找穿刺针或置入导丝，以其为指导进行激光内侧切开，直至打开囊壁。集合系统内灌注美兰溶液有助于鉴别。

2. 照明法（light-up）

照明法即针式肾镜穿刺囊肿后，关闭一侧光源并寻找对侧的发光点。方法是：B 超扫查，囊肿与软镜头端最接近处；在此平面以针式肾镜经皮穿刺囊肿，B 超观察针尖尽量接近软镜头端；关闭一侧光源，保持对侧光源照明；以发光点为标志确定切开部位。

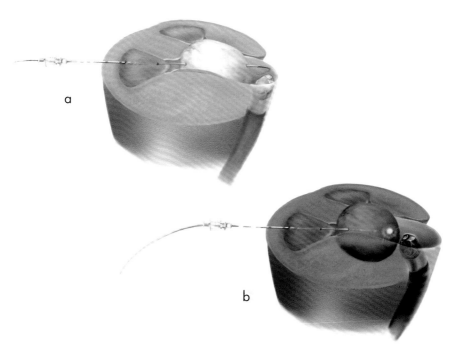

图 7-10　经皮肾辅助治疗肾盂旁囊肿
a. 贯穿法；b. 照亮法

注意：穿刺时在囊肿中注入含美兰的液体，内切开见蓝色液体即可确认囊肿。

注意：因囊肿与集合系统有位置偏差，贯穿法和照明法并不一定总能奏效。

119

二、肾盏憩室

肾盏憩室（calyceal diverticulum）比拟为肾盏的一个套间，其内无肾乳头、无分泌功能，尿液填充滞留可引发感染、结石形成、血尿或疼痛等。逆行软镜是近年来针对性治疗的热点（参阅《输尿管镜篇》）。但软镜不成功或难于处理的病例仍然存在，此时可考虑经皮肾技术辅助（图 7-11）。

1. 穿刺注液（puncture & injection）

B 超引导直接经皮穿刺憩室（一般较为容易），注入亚甲蓝溶液，引导软镜探寻溢出蓝色液体的部位，确认憩室开口。

2. 顺行方式（antegrade management）

对于憩室体积大，结石量多，可直接穿刺憩室，建立皮肾通道后以经皮肾镜清除憩室内结石。随后直视寻找憩室开口，以激光切开将其与集合系统联通。如寻找困难，可采取逆行或顺行灌注亚甲蓝溶液辅助。除了打开连接通道，也有报告以电切镜在憩室内部进行凝固处置。

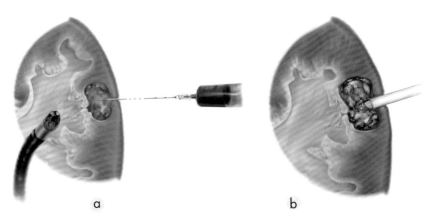

图 7-11　经皮肾技术辅助处理憩室合并结石
a. 经皮憩室注射；b. 顺行直接处理

注意：尽管憩室穿刺较为容易，但对于腹侧或两极的憩室建立通道存在挑战。

三、单纯性肾囊肿

单纯性肾囊肿（simple renal cyst）是常见的肾脏囊性病变，少部分症状性需外科治疗，如囊肿伴有疼痛、血尿、高血压、反复尿路感染或尿路压迫等。处理方式包括经皮吸液囊肿硬化治疗（sclerotherapy）、开放或腹腔镜囊肿去顶（unroofing）等。经皮肾囊肿去顶术（percutaneous unroofing）是一种处理单纯性囊肿的替代方法，报告例数和文献有限，作为方法介绍。

1. 入选标准

症状性肾囊肿；Bosniak I–II 级；囊肿位于肾脏背侧或两极。

2. 器械设备

标准或各种改良的经皮肾镜和通用器械，还包括经尿道电切镜；囊壁切割可选择腹腔镜的钩状电极、钬激光或铥激光。

3. 操作步骤（图 7-12）

（1）体位与 PCNL 一致，俯卧位或斜仰卧位。

（2）B 超指导经皮穿刺囊肿，留取囊液做细胞学检查和培养后放置双导丝。

（3）沿导丝扩张建立 24~30Fr 通道，硬性肾镜探查囊肿内部。

（4）保留安全导丝，肾镜与工作鞘同步后撤至囊肿表面与周围脂肪交界处，利用肾镜推挤和灌注沿囊壁外侧分离。

（5）随后以电钩或激光沿囊壁外侧、与肾实质交界处环形切开，直至完全脱离。

（6）以抓钳将组织取出体外。

（7）最后沿安全导丝放置引流管。

此方式较腹腔镜或开放肾囊肿去顶有一定优势：应用熟悉的器械设备，囊肿大，经皮肾操作难度不高；引流管 1~3 天拔除。有报告在标准通道下，以半硬性输尿管镜替代硬性肾镜，操作鞘与镜体直接可容纳抓钳牵拉，切割更加有效。也有应用电切镜，切除囊壁后以滚轮电极进行囊肿基底凝固。

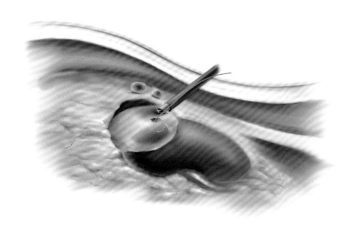

图 7-12 经皮肾囊肿去顶术

第三节 肾内大体积尿路上皮癌

上尿路尿路上皮癌（upper urinary tract urothelial cancer，UTUC）的内镜治疗始于 1985 年，Huffman 以输尿管镜成功切除输尿管肿瘤；1986 年 Streem 和 Pontes 就完成首次经皮肾镜 UTUC 的切除。然而，多年以来肾输尿管全程切除 + 膀胱袖状切除（radical nephroureterectomy，RNU）一直是 UTUC 的标准治疗方法。

一、内镜治疗 UTUC 的适用范围

尽管取得一定效果，UTUC 的内镜治疗一直在有限的中心开展，多针对姑息性病例（imperative），如孤立肾或功能性孤立肾、双侧肿瘤及无法耐受根治性手术等。近年来，对健侧肾脏功能正常，同时患侧瘤体小、低分级和低分期 UTUC 的内镜治疗有了长足进步，称为选择性指征（selective），尤其是软性输尿管镜的发展（retrograde approach，参阅《输尿管镜篇》）。经皮肾镜手术治疗的 UTUC 限于肾盂或肾盏内，姑息性或选择性保肾的指征均有应用，主要针对瘤体大、逆行输尿管镜无法有效处理（如肾下盏）的病例。

二、经皮肾镜手术治疗 UTUC

因瘤体大小和位置不同，经皮顺行方式切除器械设备及操作尚未标准化，应用能量包括电外科或激光消融汽化等。入路目标盏选择没有肿瘤的肾盏，通道 26~30Fr。下面以左侧肾盂 2.5cmUTUC 为例介绍经皮肾镜切除方法（图 7-13）。

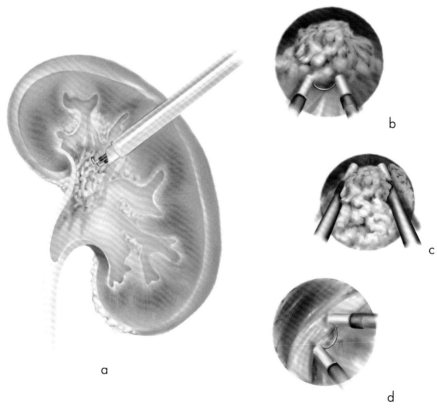

图 7-13 经皮肾镜切除肾盂肿瘤
a. 经皮入路；b. 腔内肿瘤；c. 切割肿瘤；d. 完全切除

注意：此术式动脉性出血可能性比常规 PCNL 高，建议准备血管介入。

1. 器械设备

经尿道双极电切镜及设备，硬性肾镜及软性肾镜；经皮肾器材，Amplaz 扩张器，操作鞘 28 Fr。

2. 操作步骤

（1）全麻、逆行插管后改俯卧位。制造人工肾积水，B 超指导穿刺上组背侧盏。

（2）放置双导丝，扩张并放置 28 Fr 操作鞘。

（3）硬性及软性肾镜探查肾内，适当增加灌注压使其膨胀、提供操作空间。

（4）电切镜仅装配 24Fr 切割鞘（内鞘）接灌注，操作鞘与内鞘间隙形成引流。

（5）电切环分次切除瘤体，每次切除后将组织取出体外，避免损伤 UPJ。

（6）切除肿瘤基底，直至见到肾周脂肪；止血后低压灌注蒸馏水 1000ml。

（7）放置 24Fr 肾造瘘管和输尿管支架。

三、术后处置

留置肾造瘘管 5~7 天后行顺行造影除外尿外渗，拔除尿管前单次膀胱灌注治疗，保留肾造瘘管。术后 1 月开始经造瘘灌注治疗，每月 1 次共 3 次后去除肾造瘘管，药物为丝裂霉素 C（mitomycin C）或卡介苗（bacillus calmette-guérin，BCG）。

UTUC 复发率高、可达 50%，主要集中在 1~2 年内，需严密随访。术后两年内每 3~4 个月 / 次复查；如无复发，改为每年 2 次直至 5 年。随访内容包括：症状体征、尿常规、尿细胞学、膀胱镜检查、患侧上尿路造影（RPG/IVU/CTU）。积极推荐内镜随访，首次为术后 3 个月，经造瘘或软性输尿管镜；此后为软性输尿管镜随访，每年 1~2 次共 2 年。如复发，及时调整治疗及随访。

第四节　非原位肾脏膀胱分流术

非原位肾脏膀胱分流术是针对输尿管狭窄或闭锁的特殊尿流改道方式的一种（urinary diversion），也称皮下肾脏膀胱分流术（subcutaneous nephrocystic bypass），原理类似脑室腹腔分流，即在皮下埋藏的特制引流管或支架，联通肾内集合系统和膀胱，从而分流患肾尿液、保护患肾功能。

一、指征或满足条件

皮下肾脏膀胱分流术（简称分流术）放弃了循输尿管原位走行的引流方式，将肾脏集合系统与膀胱通过特殊管路、在皮下以"绕道"方式进行连接。由于情况特殊，需同时考虑以下三个条件。

（1）输尿管原位走行无可能再通或极其困难。

（2）患者不愿或不适合其他尿流改道或重建，如晚期恶性肿瘤或腹膜后纤维化等。

（3）保护肾功的同时，患者对生活质量要求高。

二、分流术的操作方法

分流术的操作并不复杂，具备经皮肾技术的中心都可以安全地开展（图7-14）。

1. 器材

建议使用特制的双猪尾型分流支架，55~65cm/7~8Fr，仅两端猪尾部分有侧孔，中间体部无侧孔。经皮肾造瘘及膀胱镜器械，包括加长的 8Fr 扩张器和 10Fr 管鞘。推荐 B 超及 X 线双重指导。

2. 操作

（1）全麻或脊柱麻醉，斜仰卧分腿位，腰部至下腹消毒铺巾。

（2）B 超指导下穿刺患侧肾下盏、注入造影剂，放置导丝，皮肤小切口 1cm。

（3）预扩张后沿导丝将特制支架一端（近端）以 screw-in 方式置入集合系统，X 线透视确认。切口内皮下缝线与支架绑扎固定，避免远端放置时不慎脱出。

（4）利用切口以带鞘管的加长扩张器向前下扩张，建立皮下潜行隧道，从腰部至同侧下腹部（可分次皮肤小切口完成），同时将支架另一端（远端）经鞘管分次引导至下腹。

（5）膀胱镜充盈膀胱，下腹外侧切口行膀胱穿刺造瘘。支架远端侧孔穿入导丝，一同经造瘘鞘管送入膀胱。

（6）在镜下确认钳夹拖曳支架，下腹切口侧撤除导丝。

（7）撕开或剪开膀胱造瘘鞘管，留置导尿管并缝合各切口。

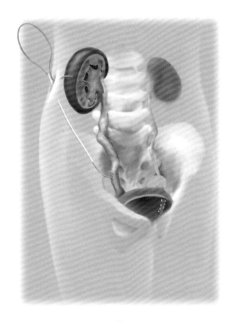
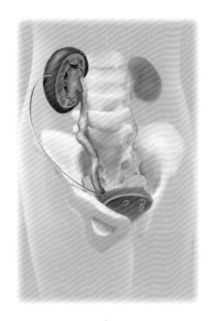

a   b

图 7-14 皮下肾输尿管分流术
a. 支架近端置入集合系统，远端通过皮下隧道引向下腹；b. 支架远端置入膀胱

注意：上述材料为成品套装。如不具备，也可使用其他器材替代，如回肠膀胱术的单 J 管、常规带操作鞘（Fr14~16，剪除外展翼）的肾造瘘器械等。

三、术后管理和效果

分流术是特殊病例的特殊处置方式，积极的术后管理和随访极有必要。

1. 术后常规

分流术的病例患侧肾积水明显，穿刺、扩张和置管难度不高，斜形穿刺下盏，腰部皮下扩张隧道时避免支架成角致引流不畅，术中 X 线或术后拍片确认支架位置。留置导尿管 3~7 天，可降低漏尿的发生。除肾积水、肾功能等变化外，需关注原发病。

2. 术后效果

此类病例数量不多，适应证和随访依从性各异，近期观察显示症状、积水减轻、患肾功能改善，并发症发生率不高，与经皮肾造瘘和膀胱穿刺造瘘类似，如漏尿、出血、尿路或伤口感染等。长期佩戴的远期效果尚待积累。

3. 支架更换

分流支架并非永久放置、应更换，尤其是一些需长期留置的良性病例，如腹膜后纤维化。器材：特制支架、导丝、硬性膀胱镜或肾镜、钬激光；经皮肾造瘘器材备用；4-0 PROLENE 缝线，推荐方法如下（图 7-15）。

（1）麻醉及体位同前。腰部原切口附近皮下可触及支架，切口 1~1.5cm，皮下分离显露支架并以止血钳挑出切口后剪断，近端插入导丝并撤出。

（2）沿导丝推送新支架进入集合系统，切口内缝合一针皮下固定。新支架远端与旧支架远侧断端以 PROLENE 缝线端端对称缝合两针。肾镜进入于膀胱顶部钳夹旧支架远端并牵拉至体外。

（3）肾镜在支架旁经尿道再次进入膀胱，手动拖曳旧支架，助手在腰部切口辅助推送新支架，直至新支架远端进入膀胱足够长度。

（4）直视下以激光切断新旧支架间的缝线，线结钳夹或冲洗出体外。缝合腰部切口，留置导尿。

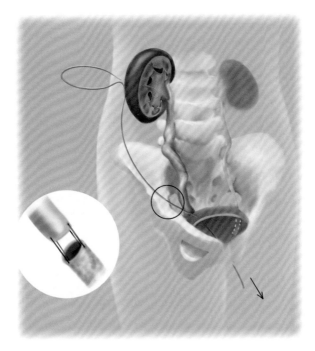

图 7-15　分流支架更换

　　更换支架意味着再次手术，对预期生存不长的晚期恶性肿瘤患者可不更换。如为良性病例，目前支架说明书多为 1 年期，但临床上遵循原则为：只要达到引流效果且无并发症，支架就可继续佩戴。2003 年张弋等在国内首先开展此术式，持续佩戴时间最长者超过 6 年。长期留置支架并发症为梗阻、感染、成石等；如支架成石不易取出，可再次经皮肾微造瘘处置。

经皮肾技术和手术的总结

经皮肾技术和手术确立至今已经历数十年的发展，成为泌尿外科较为成熟的专项技术并得到普及推广。作为一项高级内镜技术，精准穿刺和皮肾通道建立是技术的关键。针对不同适应证和操作特点，经皮肾技术不仅内镜多样、器材庞杂，病变也复杂多变，需要全面的知识储备和持续的技能训练。本书以临床专家的经验积累为基础，以精心构思的医学图解为展示，呈现操作层面的细节、凝固难于言表的瞬间，旨在更好地带领专科医生和读者体察和领略该项技术的要领和魅力。

应该认识到，经皮肾技术和手术存在较高难度和并发症风险，需综合患者、器械、设备以及经验，设计个体化的诊疗方案，在充分准备和技术保障的基础上妥善实施，降低严重并发症的发生率。因此，技术的开展应本着合理应用、审慎实施、循序渐进的原则。目前，在技能培训环节已具备多种模型和模拟器，通过前期课程指导与手术室外刻意练习结合，能够预先熟悉适用范围、操作要点，并进行技法演练。研究证明，有效的模拟培训能够显著缩短初学者的学习曲线。在熟练掌握后，医生可更好地利用微创手段展开诊疗，为患者带来收益。

经过不断挖掘，经皮肾技术和手术的应用范围逐步拓宽，除了复杂上尿路结石，还涵盖输尿管狭窄、部分畸形和上尿路肿瘤等病变。为适应不同的临床应用，在内镜种类、操作体位、指导方式、入路选择、通道建立（大小/数目）、治疗能量、引流方式、残石处理和多镜联合等方面出现了多种迭代和演化，为临床提供了更多实用性的解决方案。同时，科技创新的加速成长也与此技术形成各种融合，如模拟导航（虚拟现实 –VR、增强现实 –AR、混合现实 –MR）、3D 打印、机器人技术，以及各种精确定位和穿刺的设备或技术。虽然这些多数尚处在研发或小规模的临床试验阶段，不久的将来可能会派生出更多、更新颖的经皮解决方案，我们将与读者共同关注、拭目以待。